健康診断で「運動してますか？」と言われたら最初に読む本

1日3秒から始める、
挫折しない20日間プログラム

医療記者
朽木誠一郎

KADOKAWA

まえがき

モヤモヤする健康診断

「できるなら、やってるよ」

思わず口走ったのは、健康診断の帰り道でした。手渡されたリーフレットに載った「健康になる方法」。いわく、それは「定期的な運動」「適切な食習慣」「早寝早起きと良質な睡眠」「嗜好《しこう》品はほどほどに」「ストレスを避け、適切に対処する」——。

えっ、本気で言ってます？
だってそんなの〝ファンタジー〟じゃないですか。

文章は誠実だし、間違いもない。というより、こうすれば健康になることくらい、誰だって知ってますよね。「できる」なら、健康診断で「C判定」「要経過観察」になり、憂鬱《ゆううつ》なまま次の健康診断までの日々を過ごす人はいないのです。

　ではなぜ、私たちは「できない」のでしょうか。


　生きているだけで精一杯の生活では、運動にも食習慣にも気を配れないし、寝られないときは寝られないし、「酒でも飲まなきゃやってられない」こともあります。

　逆に言えば、定期的な運動や適切な食習慣、早寝早起きと良質な睡眠、これらは「時間と気力（＝メンタルの余裕）」がないとできないことです。そして、医学的にも「時間と気力」がない人ほど、不健康になりやすいことが明らかになっているのです。

　どちらも忙しい私たちに不足しやすいもの。そして、近年のコロナ禍はその傾向を加速させました。つまり、現代人は、今、健康になる難易度が非常に高いのです。

　まさに〝無理ゲー〟。でも、それをクリアする方法は、ちゃんとあります。


私たちは〝健康〟からは逃れられません。

　勤め人の場合、従業員に少なくとも年に1回の健康診断を受けさせるのは会社の義務です。そうでなくても「40歳からは年に1回の人間ドック」とよく言われます。

　仮にある人の会社の健康診断が1年に1回、働く期間を50年としましょう。そうすると、人生で50回の健康診断を受けることになります。

その度に、冒頭の私のようにモヤモヤするとしたら。なんだかそれって、もったいないと思いませんか？

そんな私たちを救ってくれるのが、コロナ禍の裏で発展していた運動不足についての最新研究です。

あなたが不健康から抜け出したいのなら、必要なのは生活に〝ルーティン（習慣）〟を取り入れること。まずは次の４つのうち、できるもの１つをすぐにやってみてください。

❶朝食後には必ずトイレに入る
❷椅子からゆっくり立ち上がり、ゆっくり座る
❸週１回「好きなものを食べる」日を作る
❹心が躍る〝推し〟を見つける

そう、たったこれだけです。

これだけで、まず、健康診断の結果が良い方向に変わります。つまり、とてもわかりやすく、健康になれるのです。

誤解しないでほしいのは、本書で紹介するのが、付け焼き刃でも、理想論でもなく、誰でも簡単に始められて、体が実際に変わる「健康になる方法」であるということ。

しかも、これらのルーティンは、なんと健康になるために必要な「時間と気力」をも生み出します。不健康になる原因を、根本的に解消できるのです。

実は、多くの人が健康にいいと思っている行動は、ほとんどがムダな努力です。

▼ダイエットのためにファスティング（プチ断食）をする
▼美容と健康のために22時～2時に寝る

こうしたムダを排し、最短距離で健康に向かえば、自然とゆとりができます。

もう1つ、大事なのは、刷り込まれた固定概念を、正しい知識に置き換えること。あなたを不健康にしているのは、例えば次のような思い込みかもしれません。

▼筋トレはキツいことをしないといけない
▼有酸素運動は長時間しないといけない

近年の研究で、これらがただの思い込みであることがはっきりしました。運動に二の足を踏んでしまうという意味では、害ですらあります。
また、正しい知識でも、実践できなければないのと一緒。本書は、この実践を何より大事にしています。そこには、生死の境にあった私の経験が反映されています。

私は医学部出身で、卒業まで医師になる勉強をしていました。そんな「健康になる方法」の正しい知識があったはずの私は、後述するように、不健康のどん底のような生活をして、医師に「このままだと早く死ぬ」と言われた当事者でもあります。当然、健康診断の結果は、「速やかに精密検査を」のオンパレード。同じ思いをする人がいなくなるように、そこから生き延びた経験を科学的に伝えるため、私は現在、新聞社で医療を取材する医療記者をしています。だからこそ、正しい知識を実践まですることに、とにかくこだわりました。

第1章では健康への誤解や思い込みを手放しましょう。テーマは健康診断です。正直なところ、健康診断の結果なんて1週間、もっと言えば1日前でも、ハック（攻略）できてしまうもの。だからこそ、その場しのぎと本質的なルーティンの差をはっきりさせます。

第2章でするのは正しい知識のアップデートです。例えば運動について「筋トレは1日1回3秒」「有酸素運動は1回10分」からで十分効果があることが、いかがわしい説ではなく、コロナ禍を経て進んだ医学研究により、明らかになっています。

とにかく実践したい人、健康診断まで1カ月を切っている人は、いきなり第3章を開いて大丈夫です。第3章の内容は、誰もが実践できる20日間の具体的なプログラム。ポイントは「挫折《ざせつ》しない」ではなく「挫折のしようがない」こと。だって、簡単だからです。

本書がユニークなのは第4章で、海外では薬と同等の治療として処方されることもある運動により、不眠や不安を軽減し、メンタルヘルスを改善する方法を紹介します。

第5章では、食事について掘り下げます。私自身が、健康診断前の2カ月で10キロの減量に成功した際の、具体的なレシピを交えてまとめました。

最後となる第6章では、何度でも体を戻せる食事術をお伝えします。健康の危機は、一度は過ぎ去っても、何度でも訪れるもの。でも、このルーティンがあれば、心配無用です。

見るからに健康そうな人っていますよね。肌ツヤが良く、頬がシュッとしていて、お腹もぺったんこ、いつも元気。そういう人を見ると気後れしてしまいますが、私たちとは何が違うのでしょうか。2つを分けるのはルーティン、すなわち習慣です。

知識と実践が組み合わさり、定着すると、ルーティンになります。ルーティンさえあれば、健康になるだけでなく、たとえ異動や転職、育児や介護などのライフイベント、そしてコロナ禍のような社会の変化があっても、健康であり続けることができるのです。

本書は、このルーティンが身につくまで、徹底的に伴走するパートナーになります。健康になりたい人は、健康になるべきです。堂々と、見るからに健康そうな人に、あなたが、なりましょう。それが、本書があなたに約束することです。

健康診断で「運動してますか？」と言われたら最初に読む本　目次

CHAPTER 2

運動は「低強度」「短時間」で十分

CHAPTER 3

まずはこれだけ20日間プログラム

CHAPTER 4
運動で強メンタルを手に入れる

CHAPTER 5
「いい体」と言われるためのルーティン

CHAPTER 6

何度でも体を戻せる食事術

CHAPTER 1

時間も気力もなくてもできること

READY 1

医療記者に「メタボ疑い」の屈辱

「30代メタボ男性限定オファー」が届いた

「やせて豪華賞品をゲットしよう！　30代メタボ男性限定オファー」

そんなタイトルのメールが届いたのはある年の10月の頭のことでした。「迷惑メールかな」と思ったものの、社内のアドレスから送信されています。

知らない送信者でしたが、気をつけつつ開いてみると、どうやら自分の会社の保健師さんであるようでした。

目に飛び込んできたのは「このメールは、5月の健康診断で〝メタボ〟が疑われた方にお送りしています」という文言。半年前の健康診断の結果は正直、あんまり覚えていないものの、さすがにメタボと言われるほどには太っていないぞ——。

メールを解読してみると、どうやら次のような事情でした。

そもそも、会社員に対して、企業は労働安全衛生法に基づき、最低でも年に1回の健康診断を実施しなければいけないと定められています。

そして、医師または保健師による指導をする努力義務があります。そのため、健康診断の結果〝メタボ〟が疑われた私に、指導を担当する保健師さんからテンプレに沿ったメールで連絡が入ったということのようです。

「朽木《くちき》さんは腹囲85センチ以上、BMIが25以上でしたので、腹囲マイナス5センチに成功するとプレゼントの対象です！」

ちょっと待って。たしかに私はもともと筋肉が多めのガッチリ体型なので、腹囲の数字だけ見れば〝メタボ疑い〟かもしれませんが、お腹は出ていないし、そもそもメタボの判定基準は腹囲だけではないはず。「血圧」や「血糖」「血中脂質」などには、健康診断では異常はありませんでした。

メールに返信して確認してみたところ、腹囲の基準が当てはまった人はみんな〝メタボ疑い〟の扱いだそう。〝メタボ男性限定〟はあくまでキャッチコピーだということでした。やり取りを経て、私は「メタボには該当しない」ということで、無罪放免になりました。

仕事と子育て――＋5キロで悟った真理

いや、いいんですが、ひねくれた見方をすると、知らない人からいきなり「メタボ男性」呼ばわりされ、「豪華賞品ゲット」で釣れると判断されたとあっては――あまりいい気持ちはしません。

しかし、私にも、後ろめたいことがありました。

実は、夏に第一子が誕生したばかり。この頃はちょうど、赤ちゃんが我が家にやってきて数カ月目といった時期でした。

子どもがいる読者の方はご理解いただけると思うのですが、この頃の赤ちゃんは一日中でもフルパワーで泣き続けるもの。特に、私はコロナ禍で在宅勤務が主になっていたので、まさに「仕事と子育ての両立」を求められていたのです。

外にあまり出ないので運動不足、繁忙期にはジムに行く時間もない。深夜も2～3時間おきに泣き出す我が子。ミルクと抱っこ優先で自分のご飯は後回し、ろくに眠れず、酒の力を借りる——。「定期的な運動」「適切な食習慣」「早寝早起きと良質な睡眠」「嗜《し》好《こう》品はほどほどに」「ストレスを避け、適切に対処する」の真逆です。

そうすると、何が起きるかというと——3カ月で5キロほど太りました。

実は、私は体重115キロから75キロまで、合計40キロのダイエットに成功した経験があります。115キロというのは、まさに命の危険がある体重。健康診断の問診では、医師にもはっきり「このままだと早く死ぬ」と言われました。

そこから、医療記者として取材した知識を駆使し、実践することで、まさに不健康からなんとか脱却したのでした。そのときのノウハウは前作『医療記者のダイエット——最新科学を武器に40キロやせた』に詳しくまとめています。

私は前作で、ダイエット成功のためには「意思の力ではなく、環境を変える」ことが重要だと訴えました。このことは医学的にも紛れもない事実なのですが、コロナ禍を経て身に染みたのは、環境〝が〟変わってしまう場合もあるということです。

新型コロナウイルスは結局のところ、この3年、誰もコントロールできないまま、社会としては対策を緩和する方向に進んでいます。一転、こちらはハッピーなことですが、生後数カ月の可愛い我が子もコントロールできません。

一度、環境を整えたとしても、そこで終わりではなかったのです。

30～40代に訪れる〝健康クライシス〟

考えてみれば当たり前で、コロナ禍や大災害など、社会が混乱するほどの事態ではなくても、異動や転勤、転職により自分を取り巻く環境が変化するのは、よくあることなんですよね。

私自身、コロナ禍のさなかに自分の会社が運営するネットメディアの副編集長、一般の会社で言うところの中間管理職になり、ストレスも増えたのでした。そして、ライフステージの変化は、今後もまた子どもを授かることができたら、あるいは介護のような形でも、押し寄せてくるでしょう。

となると、世間的に「働き盛り」とされる30～40代は、実は環境の変化が訪れやすい世代でもあります。上手《うま》く適応できないと、肥満や、生活習慣病と呼ばれる他の病気の影が忍び寄ってくる。ちょうどそんな時期なのです。

コロナ禍、中間管理職、子育て……せっかく一度は不健康のどん底から這《は》い上がったというのに、言うなれば〝健康クライシス〟の到来です。このようなときに時間や気力、さらには健康を維持するのは難しいという、より本質的な問題を突きつけられた気分でした。

私自身が30代後半ですが、体は正直です。生保大手のソニー生命保険も、健康診断にC・D判定が見られるようになるのは30代だとしています。例えば、痛風を引き起こす高尿酸血症について、専門学会の日本痛風・核酸代謝学会は近年、30代が多くなっていることを指摘しています。上場企業144社を対象にした2021年の調査[★1]では「心の病」が断トツだったのも30代でした。肥満は男性では40代から急に高まり、予備軍も含めた糖尿病も40代で勢いを増します。同社は30代を「心も体も異常サインを出し始める年代」、40代を「いろいろな病気がリアルに迫ってくる年代」と表現。実感とも一致し、ウッとなります。

もう1つ、ビジネスパーソン1000人を対象にした2017年の調査[★2]をみてみましょう。健康を意識している人は全体で82・0％と多くいましたが、年代別にすると40代は76・5％ともっとも低い結果に。また「長生きはしたい方だ」には他の年代が70％以上「はい」を選んだのに対し、40代だけ66・5％。そして、例えば「ジョギング・マラソンをしている」割合は20代でもっとも高く、30代、40代と減り、50代でまた上がっています。

この調査からは「多くの人はいったん40代で健康を諦《あきら》めがち」という傾向がうかがえます。このまま仕事も子育ても忙しくなったら、明日は我が身。どうすればいいのでしょうか。

「諦めなかった」5割に意外な共通点

そしてこの数年のコロナ禍で、年代にかかわらず「諦めた」人たちが増えていることがわかっています。それを反映しているのが、製薬会社が肥満をテーマに、日本人9400人を対象に行った2022年の調査[★3]です。

この調査によれば、現在、肥満の疑いがある人のうち4割弱は「新型コロナ流行前より体重が増えた」ことがわかりました。コロナ禍により肥満の人が増え、肥満の人はさらに太っている可能性があります。

「時間」「気力」がない人ほど、不健康になりやすいのですから、世界中の人々からそれらを奪ったコロナ禍は、多くの肥満を生み出したことでしょう。

そして、この調査ではひとたび不健康になると、そこから抜け出しにくいことも浮き彫りになりました。

というのも「肥満」の悩みについて病院に行ったり、医師に相談したりしたことがある人は12・5%に止《とど》まりました。大部分の人は「太っていること」「体重が増えたこと」を自覚しても、行動を起こせないのです。

その理由として最も多かったのは「『肥満』は自己責任だと思うから」で35・5%。

でも、「自己責任だから」と何もしなければ、太ったままですよね。

このことは、不健康には人を不健康のままでいさせようとする力があることを浮き彫りにします。健康の敵であるこの力については、本書でその正体をしっかり暴きます。

一方、諦めずに医師に相談した理由で最も多いのは「健康診断で勧められたから」で

47・7%でした。主なきっかけとなったのが健康診断であるというのは、面白い事実です。あまりポジティブに思われていない健康診断は、実際に健康になる大きなチャンスでもありました。

さて、この機会に「不健康は自己責任」という発想は、捨ててしまいましょう。私はまえがきで「時間と気力」がない人ほど、不健康になりやすいと言いました。これは社会疫学という医学の分野で研究されていることで、健康は学歴や所得、職業、人とのつながり、さらには国や地域の政策や文化、景気動向や所得格差の影響を受けるとわかっています。

「自己責任」は人に「仕方ない」と思わせます。不健康のデメリットを、自分への罰のように受け止めさせてしまうのです。でも、他にも原因があるとわかっていれば、「医師に相談する」という行動が起こせます。正しい知識も、実践も、どちらが欠けても人は健康になれないということを示すエピソードでもあります。

READY 2

メタボよりまず便秘を解消せよ

便秘のせいでメタボの濡れ衣

なぜ前回の健康診断で、私は基準に引っかかってしまったのでしょうか。結果的に〝メタボ疑い〟は濡《ぬ》れ衣《ぎぬ》だったわけですが——。

原因として可能性が高いのは「お通じ」です。

長年ダイエットを繰り返した経験から、お通じ、つまり便秘がバカにできない負のインパクトを与えることを、私はよく知っています。便秘気味のとき、体重が平気で1〜2キロ増えてしまう経験に思い当たる人は、だいたい同志です。

お通じが滞れば、物理的にお腹がぽっこりしてきます。単純な重量だけでなく、ガスが溜《た》まるなどして、常に「お腹が張っている」状態に。

ここで都合の悪いことに、メタボのチェックでは、腹囲はウエスト周囲計、つまりおへその高さの腹囲を測ることになっています。**単純に、お腹が張っていれば、それだけ腹囲が増えてしまう**のです。

お通じがよくない状態で、お腹が張っていると、腹囲5センチ増なんてあっという間です。慢性的な便秘が続けば、10センチ増だってあり得ます。

厚労省の2019年の調査[★4]では、便秘を自覚している人は、人口1000人あたり男性で34・8人、女性で43・7人。健康診断のとき、**一部の人は本来の腹囲よりも大きくなっている可能性が高い**のです。

単純に脂肪が増えていた場合、太くなった腹囲1センチは、脂肪ほぼ1キロに相当するとされます。お通じが悪いだけで、脂肪5~10キロ増と同じことに。これを「定期的な運動」「適切な食習慣」で解消しようとしたら、本来、そこそこストイックに取り組んでも、半年~1年くらいかかるでしょう。

ちなみに、よくダイエット企画などで「2週間で5キロ」などと華々しくアピールされることがありますが、その中には5キロ分の便秘が解消されただけ、あるいは水分が汗や尿として出ただけ、というケースも多いとみるのが自然です。

便秘のせいで脂肪5～10キロ増と誤解され、メタボと判定、健康診断で引っかかってしまうとしたら、何だかバカバカしいですよね。

でも、今回の私の騒動は、実はメタボ健診そのものの問題と、同じ轍《てつ》を踏んでいるのです。

「人を健康にしない」メタボ健診の真実

今や「メタボ（リックシンドローム）」という言葉は、不健康の象徴です。

でも、そもそもメタボって、何なのでしょうか。先に答えると、これは肥満の種類です。

肥満のうち「a. 内臓脂肪が蓄積したもの」に、「b. 高血圧・高血糖・脂質代謝異常が組み合わさる」ことで、心筋梗塞《こうそく》や脳卒中などになりやすい状態のことを指します。これを解消するために、リスクが高い人を発見し、指導につなげるのが、いわゆるメタボ健診（＝特定健康診査）です。

メタボ健診が始まったのは2008年4月。内臓脂肪の多さが腹囲の大きさに反映されると考えられ、腹囲「男性85センチ以上」「女性90センチ以上」がメタボの1つ目の条件とされました。

しかし、そもそもボディビルダーのように腹囲が大きくても内臓脂肪が少ない人、その逆で、腹囲が小さくても内臓脂肪が多い人もいます。個人差、同じ人でも日によって、時間帯によっても変動するため、腹囲だけで判定するというのは、当てになりません。

そこで、腹囲は必須《ひっす》項目として、2つ目の条件である「血圧」や「血糖」「血中脂質」など血液検査の項目が設けられました。一方で、「腹囲は基準以下だが、血液検査の値は異常」という人が、メタボ健診をすり抜けてしまうことが、長らく問題とされてきました。私の〝メタボ〟騒動では逆に、腹囲を1つ目の条件にしていることで、私のように血液検査に問題ない人を捕まえ、血液検査に異常がある人をスルーする構図に。このように、まず腹囲でチェックすることで起きるトラブルもあるのです。

しかも、15年ほど続くメタボ健診は、近年の研究で、「人を健康にする効果に乏しかった」という衝撃的な指摘がなされています。

これは京都大学の福間真悟《ふくましんご》さんらが2020年に発表した研究[★5]で明らかになったこと。この研究は国内では大規模なもので、メタボ健診を受けた40～74歳の男性約7万5

０００人が参加しました。参加者の体重と腹囲は1年後、それぞれマイナス０・29キロ、マイナス０・34センチとわずかに減少したものの、血圧、血糖値、血中脂質などは改善されませんでした。さらに1～4年間、追跡をすると、体重と腹囲は3～4年後に差がなくなる、つまり、**メタボ健診をやってもやらなくても変わらなかったことが明らかになった**のです。

また、福間さんらは、２０２２年に発表された研究でも[★6]界隈《かいわい》をザワつかせました。というのも、メタボ健診が今のように国を挙げて推進されるのは、生活習慣病を防ぐことで、医療機関の受診が減り、医療費の削減につながると期待されたから。その効果を検証するため、約5万人を調査。その結果、メタボ健診により受診率は低下したものの、医療費抑制効果は認められませんでした。福間さんらは「費用が高額（年間約１６０億円）であることを考慮し、そのシステムを再評価する必要がある」としています。

もともと、いわゆる生活習慣病や、心臓病や脳卒中を防ぐために始まったメタボ健診。**認知度が高いわりに、実は効果に乏しい**とはっきりしたことは驚きでした。

健康診断は「受けて終わり」が最悪

メタボ健診の例からわかるのは、健康診断というのが、実は結構いい加減なものであるということ。

他にもつい最近（2022年11月）、国内の栄養学のトップである国立医薬基盤・健康・栄養研究所（NIBIOHN）らが有名誌『Science』で発表した研究★7では、こんなことが明らかになっています。実は、成人では1日で体の全水分の10％が失われており、最低でも1日1・8リットルの水分が必要。失われる水分量を正確に突き止めた世界でも珍しい研究でした。ここで、私の体重などの条件で4リットル＝4キロだとすると、健康診断を朝に受けた場合と午後に受けた場合で、水分量の違いだけで体重に数キロの差が生じ得ることに。1年に1回というスパンなのに、このように、一発勝負なのも頭が痛いところです。

では、健康診断はただ面倒で、結構いい加減な、意味のないイベントなのかと言えば、それは違います。

考えてみてください。こんなにもポジティブな要素がないのに、1年に一度、面倒でも健康診断を受けるという習慣は、国民的に根づいているのです。他の何が続かない人でも、年に1回以上の健康診断は受けている、これはすごいことだと思いませんか。

私はまえがきで、健康になるにはルーティン、すなわち習慣が必要だと強調しました。だとすると、健康診断はある意味で、すでに最強のルーティンなのです。

では、健康診断で本当に健康になるには、どうすればいいのでしょうか。

1つには、「一喜一憂しなくていい項目」と「注意するべき項目」を把握することがあります。腹囲や体重といった項目は、実はそこまで気にする必要はありません。逆に、血圧、血糖値、血中脂質などは、前述したように心筋梗塞や脳卒中などのリスクになるため、気にする方がいいでしょう。これもまた、健康診断についての正しい知識です。

もう1つは、健康診断を「受けて終わり」にしないことです。健康診断の結果に応じて、行動を起こすことが、健康になるためには不可欠です。

それなのに、リーフレットが手渡されるだけ、メールが来るだけというのが、今の健康診断の最大の問題とも言えます。ここで「定期的な運動」「適切な食習慣」と言われたとて、それがさまざまな理由でできない私たちには漠然としすぎていて、手を出せません。

まずは、必要な行動を具体的なルーティンまでとことん落とし込むこと、そして、そのルーティンが生活に組み込まれるまでサポートすること、この2つができれば、人は健康診断で本当に健康になれるのです。

便秘を解消する3つのルーティン

そこで、私はまず、お通じの問題に取り組むことにしました。正しい知識を持ち、実践し、習慣にするというサイクルを、ひとまず身近な便秘の解消に回してみるのです。

私はダイエットに成功した後も、いわゆるぽっこりお腹で、お通じが出たり出なかったりと不規則。出ない日はどうしても不快感がつきまといます。増加してしまった脂肪の減量は後に回すとして、まず、ルーティンの効果を自分で検証するという狙いでした。

医師も治療のときに参照する『慢性便秘症診療ガイドライン2017』では、便秘の解消に有効なのは食事と運動です。例えば食事について「1日3食きちんと摂取する」ことは目新しさがありませんが、朝食が体内リズムを整え、胃や腸を刺激し、排せつの反射を促しやすくすることがわかっています。

また、特に朝、食後にトイレに「とりあえず座ってみる」ことで、排せつのリズムが整えられやすくなることが、専門家らによって勧められています。

そして、よく言われるものの、意外と実践できていないのが、水分をしっかり摂取すること。便が柔らかくなり、排せつしやすくなることが知られています。

そこで私が朝のルーティンにしたのが、以下の3つの習慣です。

▼朝食をとる（プロテインを流し込むだけでいいとする）
▼トイレにとりあえず座ってみる（出ても出なくてもとにかく座ることが大事）
▼水を意識して飲む（午前・午後・夜で500㎖1本ずつが目標）

さて、このルーティンを実践してみたところ、私は1週間ほどでお通じがよくなりました。もともと出るときは出るタイプなので、体にリズムがついた印象です。なお、これは拍子抜けするほどラクにできたケースなので、もともとしつこい便秘に悩んでいる方がいたら、医師や近所の薬局の薬剤師さんに、お薬について相談してみるのもいいでしょう。専門家の指導の下で服用すれば、効果は抜群です。

とはいえ、中長期的に便秘を解消するのは「定期的な運動」「適切な食習慣」です。ぐるぐるしてしまうというか、健康的な生活ができないと、どんどん不健康になる負のスパイラルがあることが見えてきて、ツラいですね。脂肪がついたなら、その減量もしなければなりません。そのための運動と食事についてはこのあとで手厚く説明します。

ここでは、ただ「便秘を解消せよ」と言われるより、3つのルーティンまでブレークダウンする方が、具体的な行動のイメージがつきやすいことが伝わったのではないかと思います。

便秘を解消する3つのルーティン

1 朝食をとる
（プロテインだけでもいいとする）

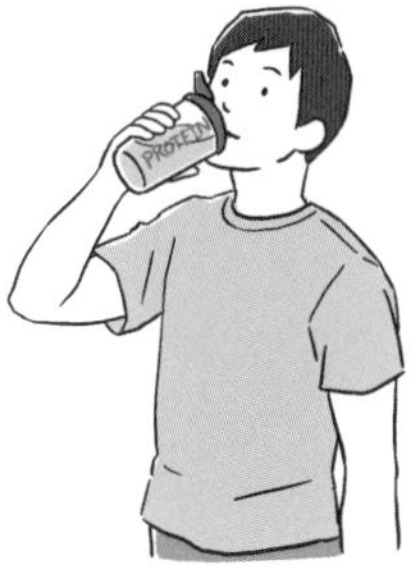

2 トイレにとりあえず座ってみる

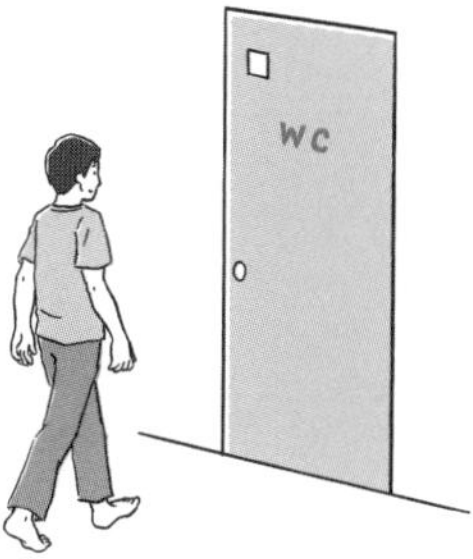

3 水を意識して飲む

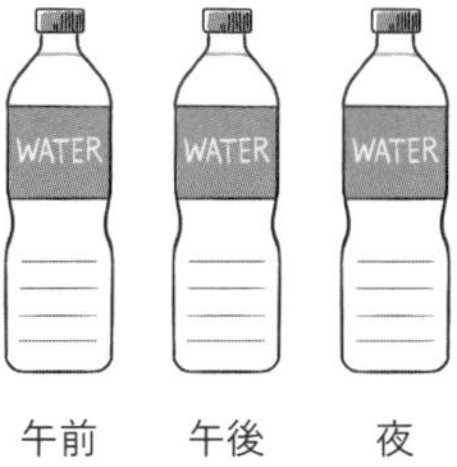

READY 3

「小さいこと」にとらわれない

「プリン体0ビール」を選ぶ意味はない

ここからするのは、健康診断で「注意すべき項目」の方の話です。

「ビールはプリン体0のものを選ぶようにしている」。身の回りにこんなことを言い出した人、いませんか。〝健康クライシス〟を迎える30〜40代同士の会話では、「いかに健康に気を使っているか」がホットトピックになってきます。でも、**そこには大きな勘違いが潜んでいます。**

「ビール」「ブロッコリー」「アン肝」「納豆」のうち、100㎖／100グラムあたりのプリン体含有量（㎎）がもっとも多い食品はどれだと思いますか。

正解は「納豆」です。帝京大学薬学部教授の金子希代子《かねこきよこ》さんは、それぞれの数字を

「ビール（3・3〜6・9）」「ブロッコリー（70・0）」「アン肝（104・3）」「納豆（113・9）」としています。健康によさそうな納豆は、プリン体含有量がかなり多いのです。

逆に、いくら「プリン体0」を打ち出していても、そもそもビールに含まれるプリン体の量は多くないのです。地ビールではもう少し増えるようですが、それでも十数mgです。

何となく「体にいいこと」だと思っていることが、実はそうでもないとわかる例が、このプリン体です。

そもそもなぜプリン体を避けているのか、といえば、基本的には痛風を防ぎたいからでしょう。プリン体は体内で分解され、痛風を引き起こす尿酸を増やすからです。健康クライシスのくだりで、高尿酸血症は30代に多いと説明しました。働き盛りにとって、気になる健康診断の項目の1つであるはずです。

しかし、そもそもプリン体は肉や魚、大豆など体に必要なたんぱく源に多く含まれ、避けるのはあまり現実的ではないのです。少なくともプリン体0のビールを選ぶことは、全体に対してあまりインパクトの大きいことではありません。

そういう目で見てみると、「プリン体0ビール」の商品の説明のどこを読んでも、「尿酸値」や「痛風」と結びつけた説明はないということに気づきます。商品がうたうのは、あくまで「プリン体が0」という事実だけ。マーケティングのためのキャッチコピーに過ぎないのです。

正しい知識がないと、こうした販売戦略にダマされやすくなることには、注意が必要です。逆に言えば、大してプリン体が多くないのに「痛風の原因」のように認識されてしまったビール商戦の苦肉の策でもあると言えるのですが――。

「健康コスト」のムダ使いをしないために

「健康にいいこと」をするには、コストがかかります。それはお金という経済的なコストであったり、面倒なことをする精神的なコストだったり、運動をするなどの肉体的なコストだったり。このコストを払えるかどうかが、本当に健康になるためのカギです。

本書で伝えたいのは、正しい知識により、ムダな「健康コスト」を省き、かつ、健康コストの見積もりへのバイアス（偏見）をなくすことができるということです。

プリン体と尿酸、痛風の関係を、もう少しだけ説明します。

プリン体は体のエネルギー源（ATPと言います）やDNAなどの材料です。ATPやDNAが役目を終えたとき、体内で分解されて尿酸になります。ここで、食事で摂取したプリン体が分解されてできる量より、体内のDNAなどが分解されてできる量の方がずっと多いのです。

尿酸はいわば「最終処分される産業廃棄物」です。1日約700㎎の尿酸が作られ、そのうち食事由来は約100㎎～150㎎。DNAなどから分解されるのが約550㎎～600㎎。つまり、食事でプリン体を控えても、体内ではさらに多くの尿酸が作られているのです。

ここで、アルコール飲料に含まれるプリン体量はあまり多くないものの、アルコールの作用により尿酸値は上昇し、毎日お酒を飲む人は痛風のリスクが2倍で、特にビールを飲む人の危険度が高いという報告もあります。総合すると、次のことが言えます。

❶プリン体0ビールを選ぶ意味はない

❷プリン体を気にするならそもそもお酒自体を控えるべき
❸お酒を飲むならプリン体の多い食品を控えるべき

痛風予防に対してインパクトの大きな対策は②と③。お酒が好きな方は②が難しいので、③をするのがおすすめです。その際、「プリン体が多い食品」は一般的なイメージと異なる（納豆も、ブロッコリーも、ヘルシーな印象ですよね）ので、正しい知識を持って選ぶようにしてください。痛風患者に対しては、日本痛風・尿酸核酸学会の『高尿酸血症・痛風の治療ガイドライン』に「1日400㎎」という目安があります。

一番よくないのは、意味のない①をすることで「やった感」が出てしまい、本質的な②③の対策をしなくなることです。このように、**ムダなコストを省き、なるべくインパクトの大きな対策をすることが、健康への近道になる**のです。

いつまで卵の数を数えているのか

「知らなかった」こと以上にやっかいなのは「思い込み」です。

まえがきで「筋トレはキツいことをしないといけない」「有酸素運動は長時間しない

といけない」といった、最新科学で否定された思い込みを紹介しました。これらの説明は運動について詳しくフォローしていく第2章に回しますが、すでに否定されている思い込みが、いつの間にか思考のクセとして染みついているケースは他にも多くあります。

例えば、今も「卵は1日2個まで」を守っている人はいないでしょうか。知っている人は知っている話なのですが、この「卵は1日2個まで」という目安は、実は根拠が揺らぎ、いったん過去のものになったのです。

もともと卵がワルモノ扱いされたのは、コレステロールが豊富に含まれているからでした。コレステロールには、動脈硬化の原因、そして心臓病や脳卒中を引き起こす、というイメージがついて回ります。

一方、実際には、尿酸同様、卵や、例えばもっとコレステロールが豊富なレバーのような食品を控えても、血中コレステロール濃度に大きなインパクトはないことが医学的に知られているのです。

ちなみに「卵は1日2個まで」になったのはウサギが理由という説があります。食事内容と血中コレステロール濃度の関連を調べる動物実験で、ウサギに卵を食べさせた結果、血中コレステロール濃度が増加。でも本来、ウサギは草食動物なので卵を食べません。動物性コレステロールを調節する機能自体がない草食動物の実験結果を、どうして人間に当てはめるのか、という根本的な反論ができそうです。

実は2015年には、厚生労働省が食事摂取基準からコレステロールの上限値を撤廃しています。でも、一度こうした思い込みを持ってしまうと、人はそれを守ってしまうもの。医学的な正しい知識は、常にアップデートが必要なのです。

もちろん、脂っぽい食事を摂《と》り過ぎることが、脂質異常症（特に高トリグリセライド血症）の原因になることは事実です。また、「家族性高コレステロール血症」など、LDLコレステロールが上がりやすい病気の人は、食事のコレステロールに注意する必要もあります。アルコールは尿酸値だけでなく、中性脂肪の値にも影響を与えるため、健康診断の前日はやはり禁酒が必要です。

卵の数に限らず、普段なにかしらの〝節制〟をしているつもりの人が、意外と「揚げ物ばかり食べている」「晩酌の量が多い」といった矛盾はよくあること。食事に関するこうした思い込みから抜け出す方法は、食事を深掘りする第6章で詳しく説明します。

インパクトの大きな対策をするには

なぜプリン体やコレステロールがこうもテーマになるかと言えば、それは「おいしいから」なんですよね。

「おいしいものを控える」というのは、精神的なコストの高い行動です。だからこそ私たちは、経済的なコストを払ってまで、つまり実際には意味のない「プリン体0ビールを買う」という行動をして、それを回避しようとしてしまうのです。しかし、これは効果がないため、実際には二重の損をしていることになります。一方で、食事によりプリン体やコレステロールの摂取を控えるというのは、有効ではあるものの、インパクトがそこまで大きな対策ではないというのも、前述したとおりです。

つまり、対策は有効なものを複数、正しい知識として持っておき、それを状況に応じて組み合わせることで、健康へのインパクトを大きくしていくことが重要なのです。

こうした「おいしいもの由来」の不健康にならないために、有効な対策がもう1つあります。それが「運動」です。

運動はそれ自体が運動療法として治療になるほど、尿酸や血中コレステロールの値を下げてくれるからです。

でも、そんなことも誰だって知っているはずです。

本書において大事なのは、運動では「キツいことを」あるいは「長時間」しなければいけないというのが思い込みだったと、この数年の医学研究ではっきりしてきたということ。

具体的な研究の内容は後回しにしますが、「定期的な運動」にどんな効果があるのか、ここで整理しておきます。

例えば運動は中性脂肪の値を下げ、メタボの原因・内臓脂肪も減らします。また、いわゆる「善玉」であるＨＤＬコレステロールを増やす働きもあります。もし「控える」方向だけでなく、ある程度は自由に食事をしながら、血中脂質の値を下げたいのであれば、運動が不可欠です。

さらに、運動には血管の機能を回復させ、高血圧を改善する効果、筋肉に糖や遊離脂肪酸の利用を促進させることで糖尿病を改善する効果があることもわかっています。

「高血圧」「糖尿病」「脂質異常症（高脂血症）」という三大生活習慣病に、一気にアプローチできるのは運動なのです。

人間はずっと食事を「控え続ける」ことができません。だからこそ、運動習慣をつけることを私は強く勧めます。無理なく実践、そして習慣化ができる第3章で紹介する20日間のプログラムなら、時々、食事のハメを外すくらいは大丈夫になるのです。

READY 4

健康診断は習慣化の最良のきっかけ

健康診断の3週間前がチャンス

健康になるためには、正しい知識を持ち、実践すること、そしてそれをルーティンにすることが必要だと、繰り返し強調してきました。

では、何をそのきっかけにするべきなのでしょうか。

本書で私が勧めたいのがまずは「健康診断の3週間前」から行動をすることです。

健康診断は勤め人であれば年に1回は必ず受けるもので、多くの人に機会があります。そして、前述したように、肥満者を実際に行動させ、医師に相談させるきっかけになったのが、健康診断でした。広く普及した、最強のルーティンであると言えます。メタボ健診の例で、「受けて終わり」では健康になれないと言いましたが、逆に、受けて終わりにしなければ、ちょうどいいランドマークなのです。

では、なぜ3週間かと言うと、2つの理由があります。1つは「3週間で改善できることもある」ということです。

健康診断は、基本的に付け焼き刃では意味がありません。3週間という短期間で改善できることのうち、主なものは酒飲みのみなさんの関心事である肝機能検査です。

アルコールが分解される肝臓。その機能をチェックするとき、AST、ALT、γ-GTPといった値を確認します。ここで、γ-GTPの半減期は2~3週間とされ、例えばγ-GTPが200（基準値は男性50以下、女性30以下）の人が100未満まで下げたい場合、3週間ほどの禁酒か節酒が必要とされるのです。

血圧については、運動療法を開始して2~3週間で下がりはじめるものの、落ち切るのは約3カ月後という報告があります。コレステロールなどの血中脂質を改善するためには3週間ではまったく足りず、食事療法と運動療法を数カ月は続けなくてはなりません。

間違いやすいのが、血糖です。メタボ健診では、空腹時血糖100㎎／dℓ以上を基準値としています。この空腹時血糖だけであれば、前日にいわゆる糖質制限をするなどして、〝付け焼き刃〟で下げることもできてしまうでしょう。

しかし、血糖の検査にはもう1つ、HbA1c（糖化ヘモグロビン）もあります。この検査は過去1～2カ月の血糖値の状態が反映されるもの。「その日の気温」と「月平均気温」のような違いがあります。こちらは当然、1日ではどうにもなりません。

このように、健康診断に行動が反映されるまでには、最短でも3週間、できれば数カ月が必要なのです。

結局「習慣化」には何日間必要か

3週間という数字は、「習慣化」についての社会心理学の有名な実験を、[★8]もう1つの根拠にしています。

これは、全英屈指の名門ユニヴァーシティ・カレッジ・ロンドンの博士であるフィリッパ・ラリーさんらのチームが学生に「新しい習慣」を繰り返させ、どのように身につくかを調査したもの。平均27歳の学生96人（男性30人、女性66人）が取り組んだのは、「（昼食に果物を）食べること」「（昼食時にボトル1本の水を）飲むこと」「（夕方15分ランニングする、朝50回腹筋をするなどの）運動をすること」「瞑想《めいそう》すること」などの習慣でした。

結果として、習慣が身につくまでの平均期間は66日で、実際には18日から254日までと幅がありました。このうち「果物を食べる」「水を飲む」など、私の言葉で言うとコストの低い行動は短い期間で習慣化され、運動などコストの高い習慣は、身につくまでに長く（約1・5倍）かかったということです。

また、この実験では「行動をできるだけシンプルにすること」が習慣化のポイントであることもわかっています。

本章で紹介した「朝食をとる」「トイレにとりあえず座ってみる」「水を意識して飲む」といった、便秘解消のためのコストの低い習慣であれば、最短の18日、つまり約3週間ほどで身につく可能性もあると言えるでしょう。

私はまえがきで、第3章で紹介するプログラムを簡単すぎて「挫折《ざせつ》のしようがない」と言いました。これはレトリックではなく、習慣化するためには、それくらいコストを下げることが不可欠でもあるのです。後述する20日間プログラムは、こうした視点で組まれています。

もう一点、この実験では心強いことがわかっています。それが「挫折」。この実験では、期間中に新しい習慣を1日実践しなかった場合、習慣化への影響があったかどうかも検討されました。その結果、明らかになったのは、1日程度の「挫折」があったとしても、長期的には習慣化への影響がなかったこと。「挫折OK」というのは、簡単であることと同様に、チャレンジする私たちを安心させてくれますよね。

他にも、行動心理学の「インキュベートの法則」として「21日間にわたり続けられた行動は習慣になる」と言われることもありますが、古くから自己啓発書で示される21日という数字の根拠はあいまいです。どちらかというと、こうして具体的な日数を定めて、実践していくということが大事、というのが私の見解です。

健康になれる人＝投資が上手な人

さて、はっきり言ってしまえば、健康診断は嫌われています。しかし、そこにこそ、私たちが健康になるためのヒントがあるのです。

健康診断が必要な理由を、厚生労働省は「早期には自覚症状がなく、症状が現れたときには、すでに進行しているような病気が少なくないから」「無症状のうちから、定期的に健康診断を受けることが大事」と説明しています。

健康診断が嫌われる理由は、ここです。

特に30〜40代であれば、多くの場合、直ちに病気が発見されるわけではありません。なのに、半日を潰《つぶ》して向き合わなければいけない。前夜〜受診前は絶食だったり、内視鏡やバリウム検査があれば嫌な思いをしたりもする。その先にあるのが自分の健康だとしても、これでは目の前の面倒くささがどうしても上回ってしまい、積極的になりにくいでしょう。

こうした私たちの心理を説明してくれるのが、行動経済学のプロスペクト理論において「損失回避の法則」と呼ばれるものです。この**損失回避の法則によれば、私たちはどうしても目先の損失を重く見積もり、避けようとしてしまう**のです。

健康診断で言うと、「半日が潰れる」「嫌な思いをする（こともある）」という目先の損失を避けるために、健康診断をサボろうとしたり、前日までに「食い溜め」しようとしたりしてしまいます。

しかし、同理論に則《のっと》れば、そこには価値の感じ方の歪《ゆが》み（バイアス）が生じています。「病気になる前にその予兆を把握する」という未来の利益よりも、「今しんどい思いをしたくない」が勝ってしまうのです。

「健康にいいこと」をするには、コストがかかるのでした。2つを重ね合わせると、浮かび上がってくるのは、「投資が苦手」な私たちの思考のクセです。

健康になるための金銭的、時間的、精神的コストを惜しんで、コストは低いが意味もないことをしてみたり、**何もせず、将来、病気という形で大きなコストを払うことになったりしてしまう**——。そんな最悪の事態を防ぐのが、本書の役割です。

まず、目先のコストは損失回避の法則の「バイアス」により、必要以上に大きく感じられています。さらに、「思い込み」により、本当は払わなくてもいいコスト（「長時間」「キツい」運動のような）まで払おうとしているのです。

特に時間や気力を奪われがちな**現代社会では、適正なコストで、十分なリターンを得るコンシェルジュが必要。**そして、本書はそのために存在しています。

3週間後のあなたにできていること

この本を読むことで、3週間後のあなたに訪れる変化は、次の4つです。

▼運動のイメージがガラリと変わり、楽しくなる
▼ツラい思いなしで、食事に気を使えるようになる
▼不眠や不安が軽くなり、強メンタルになる
▼ウエスト周りがスッキリし、理想の自分に近づく

「健康的な生活習慣」という言葉は、ひどく抽象的です。バイアスや思い込みを取り払うには、目先の損失よりはるかに大きく、わかりやすいリターンが必要。そして、それがこの4つになります。

私がこだわっているのは、**本書で取り扱うノウハウに、再現性がある**こと。それは、前作が大きな反響を呼び、多くの人が減量に成功したことからも、自信を持っています。あなたがどんな人であっても、第3章で紹介するプログラムを実践し、本書によるサポートを受ければ、前述した4つの変化をその体で感じることができるのです。

まえがきの健康診断のとき、**私は正直「もうダメかもしれない」と思いました。**

コロナ禍は終わりが見えない。仕事や子育てはもっと忙しくなる。本書で紹介するのは、それでも健康診断結果がオールAになり、自分の健康を心配しなくてよくなるまで

の格闘から得られたメソッドです。

「運動をしなければ」「食事制限をしなければ」という十字架を心に負い続けるのはしんどいものです。この「しなければ」から解放される方法こそがルーティンです。というのも、ルーティンは「しよう」と考える時間的コストを減らし、また、慣れによりそれを「する」ときの時間的なコストも減らします。ルーティンがあれば、1日が充実し、体を動かすこと、食事の工夫をすること自体を楽しむための、時間や気力の余裕が生まれるのです。

それだけでなく、体を動かすことや食事の工夫は、第2章で説明するように、いざというときに爆発的な力を出す備えになり、第4章で説明するように、あなたのメンタルヘルスも安定させます。私は、ルーティンを自分のものにしたことで、日々の生活で精一杯という状況を抜け出し、いつも万全に近い状態で、不安に苛《さいな》まれることなく、ぐっすり眠れるようになったのです。

さあ、次は、みなさんの番です。

CHAPTER 2

運動は「低強度」「短時間」で十分

STEP 1

筋トレは超手軽でOKだった

裸の王様だった「筋トレブーム」

第1章では、健康診断を「受けて終わり」にしてしまうと健康になれないことを説明しました。健康診断自体がそもそもいい加減なものなので、「一喜一憂しなくていい項目」と「注意するべき項目」の切り分けが必要です。そして、「注意するべき項目」についても、巷《ちまた》の健康情報に踊らされて、「プリン体0ビール」や「卵は1日2個まで」といったあまり健康にインパクトの大きくないことをするくらいだったら、限られた健康の金銭的、時間的、精神的コストを、より「本質的な習慣化」に振り分けるのがおすすめです。

第2章で行うのは、この本質的な習慣化のためのアップデートです。まず、まえがきで「筋トレは1日1回3秒」「有酸素運動は1回10分」からで十分効果がある、と言った理由を紹介します。また、本章ではこうした最新科学をベースに「LIST《リスト》」という最強の運動法を提案していきます。これらは第3章の20日間プログラムにも反映されています。これらの研究結果は、人々が世界的に運動不足に陥ったコロナ禍で得られたもの。言うなれば、人類のウイルスへの反撃ですから、ぜひ加勢してください。

「筋トレがブーム」と一時期よくメディアで紹介されました。でも、本当に?

全国の男女10万人（各5万人）を対象にした調査★9によると、週1回以上筋トレをする習慣がある人は全体の13・5%でした。そして、直近1年間で筋トレを「全くしなかった」と回答した人は77・1%でした。

あんなに盛り上がっているように見えたのに、実際には筋トレをしている人は、かなりの少数派だったのです。

でも、これって当たり前ですよね。だって、私たちには時間と気力がないのです。それなのに、世の中の筋トレへの精神的なハードルは、筋トレブームによって、かえって上がってしまったと言えます。

ゴールドジムのような有名ジムで、鍛え上げられたマッチョの方々が、歯を食いしばりながらストイックに己を追い込む――筋トレにはすっかりそんなイメージがつきました。自己啓発を絡めた筋トレの情報発信が人気になる一方で、それを「脳筋（「脳みそまで筋肉」の略）」と揶揄《やゆ》する向きも現れました。ただ、いずれにせよ、ほとんどの人は筋トレをしていません。

もちろん、ハードな筋トレを愛することは尊いのですが、仕事や子育てで忙しくする中で、「ああはなれない」と諦《あきら》めてしまった人の方が多いのではないでしょうか。「筋トレね、いいよね」とわかってる感を出しながら、やらない。私自身、仕事や子育てが忙しく、＋5キロしてしまったこの3カ月、そんな状況でした。

しかし、です。**人間とは強《したた》かな生き物で、ピンチの時に思わぬ活路を見つけることがあります。**それがコロナ禍で、多くの人が時間や気力を奪われ、運動不足になった中で進んだ、医学研究の数々です。

ここまで、運動は「キツいことを」あるいは「長時間」しなければいけないというのが思い込みだと繰り返し、述べてきました。こうした思い込みは、筋トレブーム然《しか》り、人を運動から遠ざけてしまいます。

筋トレも、健康のためなら実は、「超手軽」でよかった。それを裏づける研究が、この数年、次々に発表されています。

筋トレ「1日1回3秒から」で効果ありと判明

その1つが、「筋トレは想像よりもはるかに低コストで始められる」というもの。2022年2月、地方のある医療系大学が発表したある研究が[★10]、国内ばかりか世界を騒がせました。そのセンセーショナルな内容によれば「筋力トレーニングは1日3秒でも効果がある」ということでした。

新潟医療福祉大講師の中村《なかむら》雅俊《まさとし》さん、大学院生の佐《さ》藤《とう》成《しげる》さんらによるもので、スポーツ医学の国際誌に掲載されました。コロナ禍で運動不足が指摘される中、「時間がない」など筋トレを継続する上でありがちな壁に対し「どこまで手軽でいいのか」を探るものでした。コロナ禍以前、運動と健康の関連を調べるものでは、「何をすると健康にいいのか」といった、いわば〝足し算〟の研究がほとんどでした。こうして〝引き算〟でミニマムを探るような研究が現れたのは、コロナ禍を経たからでしょう。

誤解を恐れずに言えば、執筆グループや掲載雑誌、研究規模のインパクトは、そこまで大きくありません。しかし、この研究はThe New York Timesにも取り上げられ、多くの人の知るところになった、珍しい事例です。

まずは、どんな研究だったのか、簡単に紹介します。この研究に参加したのは39人の大学生でした。「肘《ひじ》の角度を固定して上腕に力を入れる（等尺性収縮）」「ダンベルを持ち上げるように肘を曲げていく（短縮性収縮）」「重いものをゆっくり下ろすように、負荷に逆らって肘を開いていく（伸張性収縮）」の3種類の動作を、マシンを使って全力で、「平日1日1回」「3秒間」「4週間」行いました。

その結果、伸張性収縮を続けた場合は平均11・5%、それ以外を続けても約4・5%ほど上腕二頭筋の筋力が向上した、という結果が得られたのです。

「○○収縮」と聞くと難しく感じられるかもしれませんが、例えば自宅の一角で、500mlのペットボトルを片手で持ち上げ、たった3秒、全力で重さに逆らって、ゆっくり下ろしていく（伸張性収縮）のと同じことです。

これだけで、実際に効果が得られるなら、筋トレという行為への精神的なハードルは、ずいぶんと下がるのではないでしょうか。ジムに行く時間と気力がなくても、これ

[1日1回3秒からで効果がある]

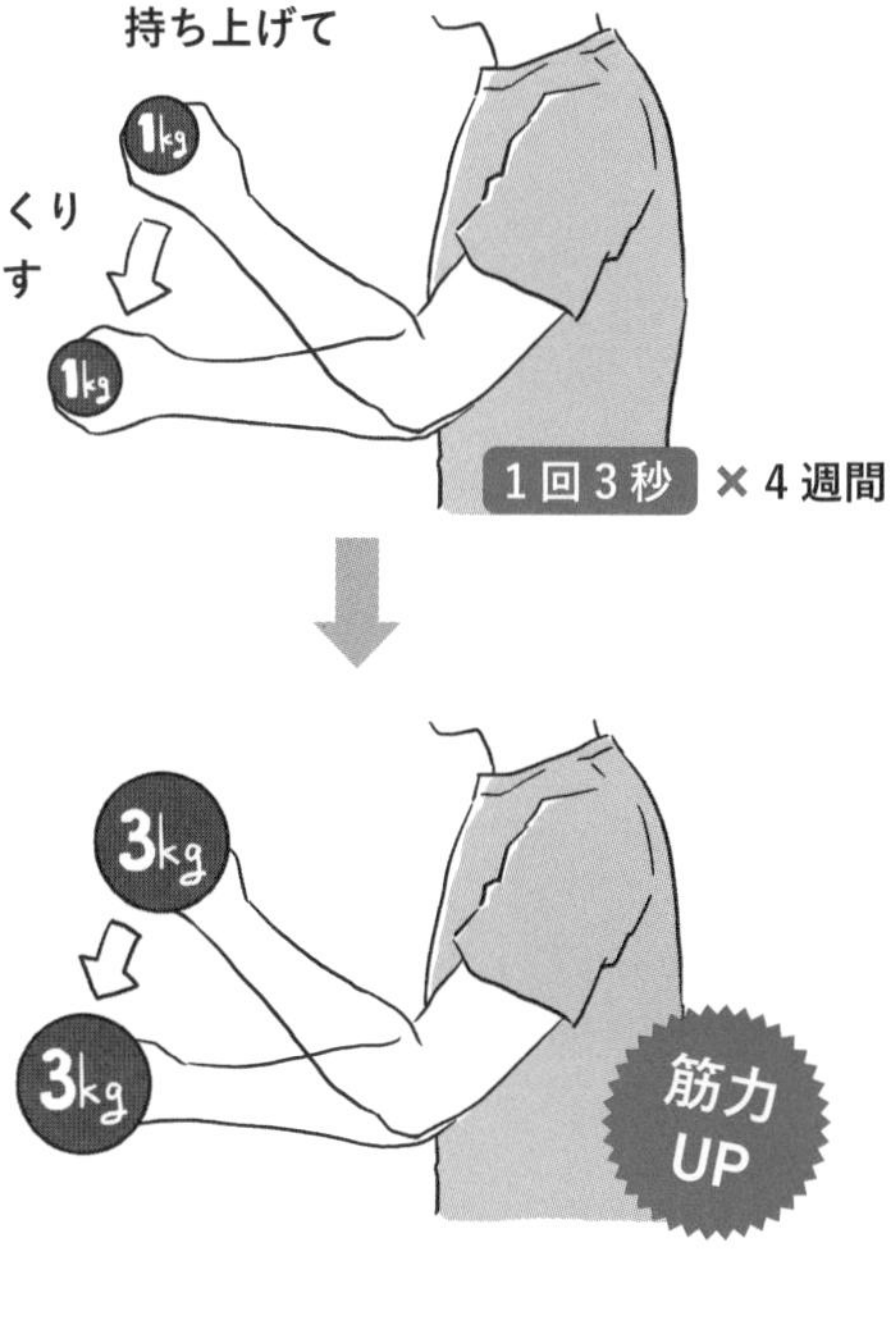

筋力UP

＝

筋トレを継続しやすくなる

なら今すぐやってはい終わり、です。

私は、第1章で、コストの低い習慣は身につきやすいと述べました。こうした最新の科学的な知識は、必要以上に大きく見積もったコストを引き下げてくれるのです。

研究の裏側に世界的権威の存在

さて、地方の医療系大学の研究が世界的な話題になったことには、もう1つの要因があります。それが伸張性収縮の世界的な権威であり、この研究を指導したエディスコーワン大学教授の野坂和則《のさかかずのり》さんの存在です。

The New York Timesの記事の中では、この研究の〝限界〟も指摘されています。まず、被験者は数十人の規模で、かつ若年者。研究結果が誰にでも当てはまるわけではありません。また、腕の筋肉についての研究であり、その他の筋肉が同じように変化するかはわかりません。

そして、重要なのは、この研究で〝筋肉量〟が増加したわけではない、ということ。「体が小さい（筋肉量が少ない）のに力が強い（筋力が強い）人」を想像するとわかりやすいのですが、この研究では、実験前後の筋肉量の変化については検討されていません。つまり、この結果は、すでにある筋肉の出力を高めた一方で、筋肉の総量を増やしたわけではない可能性があります。一方、人が健康になるのを助けるのは、筋肉の量であることが知られています。ただし、です。

力が強くなれば、例えば**同じメニューで筋トレをするとき、主観的にはラクになることは明らか**です。同じ筋トレをしてもキツくないのですから、**筋トレを続けるハードルは下がります**。また、別のメニューに取り組むモチベーションも上がるはずです。

野坂さんはThe New York Timesの取材に対し、今後は「3秒間の伸張性収縮を複数回、繰り返すことで、筋肉量と筋力が増加するかどうかを研究する予定」「このアプローチを脚や他の筋肉に適応する方法を模索している」と答えています。

野坂さんの言葉を借りれば、「少なくとも、何もしないより、1日1回3秒でも筋トレをした方が、間違いなくいい」と言えます。

「多くの人は筋トレをしていません」「非常に短いトレーニングから始めることは、そうした人たちが筋トレを始めるための効果的な方法かもしれない」

この研究結果が示すのは「始めさえすれば、続けやすくなる」という筋トレの特性。そして、筋トレは続ければ続けるほど効果が得られます。本書ではこうしたキツくない、つまり低強度＝ＬＩ（Ｌｏｗ　Ｉｎｔｅｎｓｉｔｙ）で短時間＝ＳＴ（Ｓｈｏｒｔ　Ｔｉｍｅ）のＬＩＳＴトレーニングを、運動を習慣化させるものとしておすすめしていきます。

筋トレはむしろ長時間だと寿命が縮む

逆に、最新の医学研究では[★11]「筋トレはむしろ長時間だと寿命が縮む」可能性が指摘されました。どうでしょう、みなさんの思い込みが揺らいできたのでは。

これは、東北大学大学院運動学分野講師の門間《もんま》陽樹《はるき》さんらが、２０２２年に発表したもの。あわせて、適度な筋トレによりあらゆる病気による死亡リスクが下がることもわかったのです。

まずは、どんな研究だったのか、簡単に紹介します。この研究は、国内外の研究論文１２５２本を集計・整理した（システマチックレビュー）もの。その中から信頼度の高い論文16本を選び、筋トレの時間と病気・死亡リスクとの関連を調べました（メタ解析）。こうした、いわば「研究の研究」は、医学において信頼度が高いものとされます。

筋トレをまったく実施していないグループと比べて、筋トレを実施しているグループでは、死亡、心血管疾患、あらゆるがん、糖尿病のリスクが10～17％、低いことが示されました。また、時間についてみると、死亡、心血管疾患、あらゆるがんのリスクは、週に約30～60分の筋トレを実施した場合に最も低くなりました。そして逆に、週に130～140分を超えると、これらのリスクが上昇に転じたのです。

「筋トレが長時間に及ぶと、むしろリスクが上がる」というのは、まさに従来の筋トレ観へのカウンターです。ただし糖尿病だけは、時間が長くなってもリスクは減り続けました。門間さんらは「筋トレの長期的な健康増進効果が示された一方、やり過ぎるとかえって心血管疾患やがん、死亡に対する健康効果が得られなくなってしまう可能性が示唆された」としています。

「筋トレのやり過ぎは危険」とSNSでも話題になり、見かけたことがある人もいるかもしれません。ここで注目したいのは、もっともリスクの低くなった、「週に約30～60分」という時間です。運動が週に3回だったとして、1回分10～20分の筋トレで病気のリスクが下がり、寿命が延びた可能性があります。「1日1回3秒」は短すぎると感じた方がいるかもしれませんが、健康のための筋トレは長くても10分程度で十分なのです。

ただし、あらゆる研究がそうであるように、この研究にも限界があります。絞り込まれた論文16本の研究対象には、高血圧などの基礎疾患を抱えた人も含まれます。健康な人と基礎疾患のある人とで結果に違いがあるかは、この研究結果からはわかりません。また、65歳以上・未満など、年齢による違いもわかりません。

ただし、ここでも結論は同じで、病気や死亡リスクを下げるために「筋トレはやらないよりやった方がいい」と門間さんも結論づけています。「ただ、ガツガツとやり過ぎることには注意した方がいいかもしれない」ともコメントしています。

STEP 2

有酸素は短時間からでOKだった

風呂掃除＝10分のウォーキング

運動には根性論がついてまわります。でも、その多くは思い込みです。

例えば健康のために「1日1万歩」歩くように、というフレーズを聞いたことがある人はいないでしょうか。しかし、実は「1日1万歩」は〝やりすぎ〟だったと明らかになっているのです。

医学研究により、健康と筋トレの関係が明らかになってきたのは、コロナ禍をきっかけにしてのこと。それ以前は、主に有酸素運動の効果が調べられていました。例えば長年、国の健康対策のバイブルだった厚労省の『健康日本21』では、健康のための運動として「歩数の増加」を挙げ、「1日1万歩」を理想としています。

この「1日1万歩」、根拠は身体活動量と死亡率との関連を調査した研究結果でした。そして、この研究結果を噛《か》み砕いて説明すると、運動などによる身体活動量が多い人ほど死亡リスクが低く、その消費カロリーの目安は週あたり2000キロカロリーだった、というものです。そう、これは歩数が特に関係しない研究なのです。

どこで歩数が登場したのか、このミステリーを振り返ってみます。

大元の論文は[★12]、医学の名門誌であるThe New England Journal of Medicineに1986年に掲載されたもの。健康と運動の関連を調べた古典とも呼ぶべき研究です。この研究では、35〜74歳の1万6936人を対象に、12〜16年の追跡調査を行いました。

そして、週あたりの身体活動量が2000キロカロリー以上のグループでは、2000キロカロリー未満のグループに比べて、総死亡率が28%低いという結果になりました。また、いずれの年齢層でも、身体活動量が多い人ほど、総死亡率が低下することが示されました。

1週間に約2000キロカロリー、つまり、1日約300キロカロリー。一方、普通のペースで約1000歩、歩いた場合（約10分）の消費カロリーが、およそ30キロカロリー。だから1日300キロカロリー消費するのに必要な歩数は約1万歩（約1時間40分）――これが「1日1万歩」の根拠です。

そう、1日300キロカロリーを消費できるなら、別に歩かなくてもいいのです。面白い比較として、例えば「風呂《ふろ》掃除をする」「掃除機をかける」といった家事は、1回で約30～40キロカロリーを消費するとされます。アラカルトのように、こうした日常的な活動の積み重ねで合計300キロカロリーを達成しても、もちろんOKです。というより一般的な感覚として、約1時間40分もウォーキングせよと言われたら、うんざりですよね。アフターコロナで在宅勤務もある程度、定着した現代社会では、世間ズレしたアドバイスと言わざるを得ないでしょう。

「1日1万歩」はやりすぎだった

ではなぜ、「1日1万歩」が〝理想〟になったかというと、実は日本発の健康グッズが影響していたとする説があります。

その健康グッズとは「万歩計」。歩数計のことを万歩計と呼ぶことがありますが、これは1960年代に歩数計を開発した日本の山佐《やまさ》時計計器株式会社の登録商標です。同社によれば、〝万歩（計）〟の語呂の良さと相まって「1日1万歩」の概念は80年代に爆発的に広まったそう。この勢いは国内に止まらず、ハーバード大学の人類学者、ダニエル・リーバーマンは、近著『運動の神話』（早川書房、2022年）で、このコンセプトが健康の基準として、世界中に普及したと説明しています。

一方で、健康目的なら「1日1万歩」の必要はないことが近年、明らかになってきました。

1つ目の根拠は、2019年に発表された高齢女性約1万7000人を対象としたアメリカの研究です[★13]。あまり歩かない人（1日2700歩以下）に比べて、1日4400歩を歩く人は、その後4年間の死亡リスクが低いことがわかりました。

そして、死亡リスクの低下は1日約7500歩で最大になり、1日1万歩やそれ以上のウォーキングをしてもさらなるメリットは得られないことも明らかになりました。

同様の研究が[★14]、米国立がん研究所などの研究者たちにより、2020年にも行われています。この研究では、1日8000歩から1万2000歩を歩く人は、1日4000歩の人と比べて、がんなどを含むあらゆる原因での死亡リスクが低くなるとわかりました。

これらの研究から言えることは2つです。1つは健康になるためなら1日1万歩も歩く必要はないこと、もう1つは4000歩くらいから健康上のメリットを得られ、歩くなら8000歩くらいを目標にするのがよさそうだということ。

コロナ禍で在宅勤務にシフトした人も多く、歩数は減りがちです。私自身も外出がある日は1万歩をクリアできても、ない日は1000歩を切ることも。差が大きくなっています。

それなのに、「1日1万歩」を目標に掲げられてしまうと、やる気も萎《な》えてしまうのが正直なところ。80年代に広がったスローガンであり、『健康日本21』も2000年にスタートした計画なので、この状況を予期せよというのは酷な話なのですが、これは「環境は変化するものである」ことの裏づけでもあります。

歩数計がスマートフォンに組み込まれた昨今では、「万歩」から離れることも必要と言えそうです。運動の習慣化は、このように常に、無茶な理想論との戦いでもあります。

「ながら」「ちょっと」でOK

有酸素運動には別の強みがあります。それが「ながら」「ちょっと」でいいということ。筋トレは集中していないとケガのリスクがあり、初心者ほど短時間で「パッと始めてパッと終わる」トレーニングがおすすめです。

一方の有酸素運動は、たとえ目標を4000歩に置いたとしても、ある程度の時間（「40分」のように）が必要になります。しかし、有酸素の時間は、必ずしも運動に集中していなくてもいいのです。何なら1回分は10分だって構いません。

そのことを示す研究結果が、★15 Lancetに2017年に発表されました。これはカナダの研究で、研究者たちが17カ国・13万人の運動量と健康との関連を6・9年にわたって調べた大がかりなものです。

この研究によれば1週間に5回、1回30分運動することで、大幅に「寿命が伸び心臓病のリスクが下がる」可能性があります。1回の有酸素運動の継続時間は最低10分あればOKで、一般的なエクササイズだけではなく、レクリエーションや移動（ウォーキングや自転車）、仕事、家事、遊び、ゲーム、スポーツなどでも大丈夫。例えば「YouTubeを流しながら部屋にフローリングワイパーをかける」のも効果があるということです。

「毎日1時間40分のウォーキング」と思うのと、「アラカルトでOK」と思うのとでは、運動のハードルは大きく変わります。時間や気力がないときには、なおのこと。長時間、一気にやらなくても、アラカルト方式で必要な有酸素運動の量を稼げばいいのです。

そして、この研究では、本書で注目してきたこの「時間や気力」といった社会経済的な余裕と運動の関連も調べています。

参加者たちを国の経済レベルによって、3グループに分けたところ、「1週間に合計150分の運動」は、カナダ、スウェーデン、アラブ首長国連邦などの高所得国だけでなく、中所得国、低所得国でも変わらず寿命を伸ばしました。そして、運動は国や運動の種類と関係なく病気のリスクを下げ、またウォーキングなどの運動と毎日の通勤や家事などの身体活動との間にも差はありませんでした。

つまり、お金や時間、気力など〝余裕〟がなくても運動により平等に健康になれること、どんな形であれ体を動かすことが何より重要であることが、この研究からも支持されたと言えます。

私はまえがきで健康になるために「時間と気力」が求められる今の社会を〝無理ゲー〟にたとえました。でも、これら近年の研究によって、正しい知識を持てば、健康になることは難しくないことが証明されつつあるとも言えます。

有酸素×筋トレで効果が約5割アップ

「有酸素運動に筋トレを組み合わせるといい」とは、もはや誰もが知るところでしょう。しかし、何が〝いい〟のかについて、自信を持って語れる人はあまりいません。

というのも、これまでの説は総じて「体のメカニズムからして理論的にその方がいい（やせるだろう）」くらいに過ぎず、医学的に検証されたものではなかったのです。

そして、その検証がなされたのは2022年のこと。やはり、コロナ禍はこうした研究に大きな影響を与えています。

実は本章で紹介した「適度な筋トレによりあらゆる病気による死亡リスクが下がる」という研究には、続きがあります。

この研究では、筋トレを習慣とする人において、死亡リスク、心臓病や脳卒中などの病気、あらゆるがん、糖尿病の発症リスクが10～17％低下していたことをすでに説明しました。

この結果に加え、筋トレと有酸素運動を組み合わせた場合、大きな相乗効果が得られていたのです。具体的には、総死亡リスク、心臓病や脳卒中などの病気、あらゆるがん、糖尿病のリスク低下は28～46％となり、11～36ポイントも増加しました。信頼性の高い大規模な研究で、有酸素×筋トレの効果が証明されたという意味でも、この研究は重要なのです。

同じ年には、また別の研究でも、これを裏づける結果が発表されています。米国立がん研究所のジェシカ・ゴルゼリッツさんらがスポーツ医学の国際誌に2022年9月、発表した研究では[★16]、ウェイトリフティングと有酸素運動を組み合わせることで、早期死亡、特に心臓病による死亡のリスクを大幅に下げられる可能性が示されました。

この研究では、アメリカでがんのスクリーニングに参加した55～74歳の男女9万9713人を10年以上追跡して解析しています。

まず、ウェイトリフティングのみの影響について、していた人はしていなかった人に比べて、全死亡リスクと心血管疾患による死亡リスクが9％低いことがわかりました。一方、がんによる死亡については、このようなリスク低下は認められませんでした。また、有酸素運動のみの影響については、している人ではしていない人に比べて、全死亡リスクが32％低くなりました。

そして、ウェイトリフティングを週1～2回、かつ有酸素運動もしていた人では、どちらもしない人に比べ、全死亡リスクが最大47％低いという結果に。

こうして、長らく言われてきた「有酸素運動に筋トレを組み合わせるといい」は、「病気と死亡を避けられるからいい」と証明されたのです。

STEP 3

本気でやせるなら「習慣化」

不健康の「どん底」から抜け出せた

「このままだと早く死にますよ」

「基準値オーバー」を示す赤字と「前回より上昇していること」を示す上向き三角だらけの賑《にぎ》やかな健康診断結果を見た医師が、眉《まゆ》をひそめて私に言いました。健康診断で要精密検査となり、病院にかかったときのことです。

私がかつて体重115キロの高度肥満だったことは、第1章でカミングアウトしました。〝医者の卵〟からメディア業界に飛び込み、過酷な労働環境もあって、1年半で一気に40キロ以上、太ってしまったのです。当然、体調は最悪。このくらいの体重になると、見た目にもはっきりと不健康です。街の中をちょっと歩くだけで疲れてしまい、カフェに入って甘いフラペチーノを飲む――そんなどうしようもない「どん底」にいたのでした。

そんな私が今、こうしてみなさんに何かを伝えられているのは、健康にいい習慣が身についたから。習慣化は大げさでなく、私の命を救ってくれたのです。


では、肥満＝メタボを解消する習慣とは、どのようなものでしょうか。

そもそも脂肪とは、余分なカロリーが脂質の形で蓄積したものです。それを減らしたいのであれば、カロリーの出入りをマイナスにすること、要するに、食事などで摂取するカロリーよりも、運動などで消費するカロリーが上回るようにすることが必要です。ここまでは誰もが知っているメカニズムでしょう。

仮に、これから10キロの脂肪を減らすダイエットをしようとします。脂肪の2割は水分であるため、8キロの脂質を消費すればいいことになります。脂質1グラムあたり9キロカロリーのカロリーを消費しなければならないので、10キロの脂肪を減らすダイエットでは、約7万キロカロリー分をマイナスにしなければなりません。10分のウォーキングが約30キロカロリーでしたから、どれだけ遠い道のりかがわかるでしょう。

ここで、脂肪燃焼にもっとも効果的なのは、有酸素運動でも、筋トレでもなく、食事です。医師が治療のときに参照する『肥満症診療ガイドライン2016』にも「食事療法を必須とし、運動療法を併用すると効果が高まる」と明記されています。

ではなぜ、食事療法が基本なのでしょうか。それは、**カロリーの出入りでみた場合、摂取を減らすことが圧倒的にインパクトが大きい**からです。

やせるにはまず「食事」だが……

厚労省の『日本人の食事摂取基準（2020年版）』では、私のように30代で、仕事などの身体活動が普通程度、男性の場合、摂取カロリーの目安は2700キロカロリーとされます。ここから700キロカロリー分の食事を減らすとしたら、**3食「大盛り（約400キロカロリー）」にしていたご飯を「小盛り（約160キロカロリー）」にすれば1日で達成**できることになります。毎日700キロカロリーずつ摂取カロリーを減らせば、3カ月ちょっとで10キロのダイエットに成功する計算です。

では、700キロカロリーをもし、運動で消費しようとしたら。体重60キロの人の場合で、時速8キロメートルというそれなりに速いペースでのジョギングを、80分（10キロメートル）しないといけない計算になります。

「毎日3食大盛りのご飯を小盛りにする」と「毎日10キロメートルジョギングする」

――数日間だけならどちらが実現可能かは人によるところかもしれません。私にとっては、前者の方がまだマシかなという感じ。ただし、7万キロカロリーのためには、どちらも100日間が必要です。100日間毎日10キロメートルのジョギングというのは、これから運動を始めるという人には、もちろんおすすめしません。確かに、食事の方が効果的というか、実現可能です。

ただし、これもまた、まえがきで紹介したような健康の〝ファンタジー〟ではないでしょうか。「毎日3食大盛りのご飯を小盛りにする」でも「毎日10キロメートルジョギングする」でも、実行できれば〝確実にやせる〟というのは、言い過ぎでもレトリックでもないのです。しかし、暴飲暴食に慣れてしまった人が、簡単に食事の量を減らしたり、内容を変えたりできるのか。できるなら、そもそも太った人なんていないのです。「1日10キロメートルジョギングする」ことだけでなく、比べればラクそうな「3食の大盛りご飯を小盛りにする」ことも、やっぱりできないから、人は太る。まずはこれが認識のスタートです。これは私自身、何度となくダイエットに失敗してきた経験からも頷《うなず》けます。

ここで、大事なのは、正しい知識を身につけた上で、複数の対策を組み合わせることです。

食事だけでもない、運動だけでもない。例えば「3食大盛りのご飯」を「3食普通盛りご飯」にできれば、300キロカロリーの削減です。これにもし、朝晩の通勤時間の片道10分の徒歩移動を追加できれば、約350キロカロリーに。これが続けば、半年で10キロの脂肪燃焼が実現できます。「このくらいだったらできそう」という対策の内容は、人によって違います。自分に実現できそうな度合いと、ペースを見極める、最初の設定がダイエットの成否を分けるのです。

脂肪をゴリゴリ削る有酸素運動

「ダイエットには運動するのが一番」「食事制限できないなら運動すればいい」——これはダイエットが失敗に終わるよくある誤解です。

カロリーの出入りで考えれば、どうしたって食事制限が一番。そして、食べすぎた分を運動して消費するなんて、多くの人にはムリです。正しくは、食事制限だけでは習慣が続かないからこそ、運動も一緒にやるべき、ということになります。

運動には有酸素運動と、筋トレのような無酸素運動の2種類があります。そして、もし「ダイエットには有酸素運動の一択」と思い込んでいる人がいるなら、それもまた、困った誤解なのです。

もちろん、有酸素運動が脂肪燃焼に効果的なのは紛れもない事実です。これは、有酸素運動では体を動かすエネルギーとして酸素と一緒に糖や脂質が使われるから。直接、脂質を消費するため、脂肪をゴリゴリと削ってくれるイメージです。内臓脂肪や皮下脂肪が分解されていく他、血中の中性脂肪や各種のコレステロールも消費するため、後述する検査結果の改善や、心臓病や脳卒中を含めた生活習慣病を予防する効果も期待できます。多くの人がイメージするようなウォーキングやジョギング、エアロバイク、ダンス、水泳などが有酸素運動です。

一方、短時間・高強度であるため、体を動かすときに酸素が使われないのが、筋トレなどの無酸素運動です。他には、短距離のダッシュなどもこれに当たります。無酸素運動はそもそも短時間であるため、カロリーの消費量自体は多くありません。これが前述した「ダイエットには有酸素運動の一択」という誤解の原因です。

ちなみに、どんな運動でも、有酸素と無酸素が組み合わさっており、どちらかが完全に100%ということはありません。あるのは割合の差で、例えばジョギングよりもウォーキングの方が運動強度が小さいだけ、有酸素運動の割合が高くなります。

よく「有酸素運動は20分くらいから脂肪燃焼が始まる」と言われることがありますが、これは半分正解、半分誤解です。最初から血中の脂質は使われており、脂肪燃焼が始まっているといえば始まっています。そのため、20分未満でも血中脂質を低下させる効果はあるし、血中脂質が低下すれば脂肪も分解されます。ざっくり言えば、20分くらいから実際に血中脂質が乏しくなるので、体の脂肪の分解が始まる、というのが事実です。

とはいえ、低強度であるため長く続けたり何度でもできる有酸素運動が、カロリー消費の総量の面で有利なのは否めないでしょう。ではなぜ、「ダイエットには有酸素運動の一択」が誤解なのかと言うと、本章で説明するような筋トレを続けると、筋トレならではの効果が得られるためです。

筋トレは「積立投資」である

筋トレとひと口に言ってもその種類は多様。例えば腹筋、背筋、腕立て伏せ、スクワットなどを自重で行った場合、30分でおおよそ70キロカロリーの消費になります。700キロカロリーを消費するためには、約5時間、筋トレをし続ける計算になり、これは難しいでしょう。

一方で、筋トレには別の大きな強みが。それは「基礎代謝」を増やす効果です。

基礎代謝とは、いわば何もしなくても体が勝手に消費してくれるカロリーのこと。私が今よりも40キロ以上、太っていた頃、基礎代謝は1日1300キロカロリー程度でした。それが筋トレを定期的にするようになった現在は2000キロカロリーほど。つまり、放っておいても毎日700キロカロリーほど、つまり「1日10キロメートルジョギングする」「3食の大盛りご飯を小盛りにする」分のカロリーを、何もしなくても消費してくれているのです。本章では筋トレを〝始めるメリット〟を説明してきましたが、これは筋トレを〝続けた〟場合の効果です。

運動生理学の分野では、週2回の頻度で3〜4カ月間の筋トレをした場合、「除脂肪量（=体脂肪以外の量、つまり筋肉量）」が約2キロ増加することがほとんど定説になっており、NIBIOHNなどは複数の研究結果から「除脂肪量1キロあたり基礎代謝量が約50キロカロリーアップする」としています。

そして、筋トレによる基礎代謝の増加のいいところは「効果が複利で増えていく」こと。それに伴い、少しずつでも努力が積み上がっていくと、想像以上の大きさのリターンが得られることです。

1キロの筋肉増加で1日あたり50キロカロリーアップだとして日々、微増していく筋肉量に応じて仮に、2日間で50＋51キロカロリー、3日間で50＋51＋52キロカロリー……と増えていけば、1カ月で何もしていなくても約2000キロカロリー（約0・3キロ分の脂肪）の消費量にもなります。このように、筋肉量を増やし、保てれば、その期間が長いほど大きな差となって現れるのです。

つまり、筋トレは続ければ続けるほど健康に対して有利に働く積立型の投資のようなものです。本章で説明したように、実は初心者でも始めやすく、安定的な効果が期待できるのです。

実は、その逆も然りです。例えば「食事量は若い頃からあまり変わっていないのに、毎年ちょっとずつ体重が増えてきている」という読者の方はいないでしょうか。

実は、基礎代謝は加齢とともに下がり、男性の50～60代では10～20代よりも100キロカロリーほど平均値が低下します。つまり、意識して筋トレをし、筋肉量を増やそうとしていないと、どんどん脂肪のつきやすいカラダになってしまうということです。
〝健康クライシス〟を迎えるはざまの世代としては、耳の痛い話でもあります。

検査値は運動でどう変わるか

有酸素運動は「三大検査結果」を改善する

さて、かつて「このままだと早く死にますよ」と言われた私の健康診断結果で、肥満以外にも問題だったのは、健康診断の〝三大検査値〟である血中脂質（中性脂肪やコレステロールなど）、血糖値、血圧でした。

脂質異常症（高脂血症）、糖尿病、高血圧は日本人の三大死因のうち2つである心臓病・脳卒中の主な原因です。これらは血管の異常により起こる病気で、血管が硬くなったり、詰まったりすることにより、心臓や脳といった、命にかかわる臓器にダメージを与えるのです。そして、脂質異常症（高脂血症）、糖尿病、高血圧は、それぞれ血中の各種コレステロールや糖、血管に与える物理的な負荷（圧）により、動脈硬化や血管の梗《こう》塞《そく》（詰まり）を引き起こしてしまいます。

ダイエット成功後、私は医療記者として、なぜ自分が「どん底」から抜け出せたのかを調べました。その中で知ったのは、運動は医学的に、これらすべての異常を改善するということ。一方で、それぞれに対する運動のアプローチは微妙に違い、**最短で健康になることを狙うなら、その違いを押さえておくべきだ、ということ**もわかってきました。

詳しく見ていく前に、ここでそれぞれのアプローチの違いをまとめておきます。

▼脂質異常症：「1日の合計30分以上」「中強度以上」の有酸素運動で改善。ただし、この30分は10分ごとなどに分割可能、また風呂掃除などの家事でも代替可能。

▼高血糖：「週150分かそれ以上」「週に3回以上」「中強度」で全身を使った有酸素運動で改善。このとき「1回の運動は20分以上」。また、連続しない日程で週に2〜3回の筋トレをあわせて行う。

▼高血圧：「1日の合計30分以上」「中強度」の有酸素運動で改善。ただし、高

強度の運動はかえって血圧を上げるのでNG。「こまめに毎日」か、逆に「1回にたっぷり時間をかける」ことも有効。

みなさんの気になる検査結果には、どんな運動が適していたでしょうか。誇れることではありませんが、私自身は健康診断で、これらすべての異常を指摘されていました。今、元気でいられるのは、本当にたまたまで、運が良かったのです。だからこそ、一人でも多くの人に、健康になってほしいと願っています。

そのためにも、この違いがどうして生まれるのか、それぞれの異常に対しての具体的な運動メニューなどを、これから説明していきます。

コレステロールと食事・運動のもつれた関係

さて、ひと口に脂質異常症と言っても、実は複数の種類があります。

一般的にイメージされるのは、「LDLコレステロール（いわゆる悪玉コレステロール）が高い」という異常でしょう。それ以外にも「トリグリセライド（中性脂肪）が高い」、逆に「HDLコレステロール（いわゆる善玉コレステロール）が低い」という異常があります。これまで高脂血症と言われていたものが、今は脂質異常症と言われるようになったのは、低ＨＤＬコレステロール症も健康に良くないため、必ずしも脂質が高いことだけが異常ではないからです。これらはいずれも、血管が硬くなり詰まっていく動脈硬化を引き起こし、促進させます。なお、ＬＤＬコレステロールは単独で動脈硬化を強力に促進するため、値が高い場合は注意が必要です。

２０１９年の『国民健康・栄養調査』では、この脂質異常症やその予備軍は男性で12・9％、女性で22・4％であり、なんと約２２００万人が該当することが示されています。原因は食事中の飽和脂肪酸（肉の脂身やバターなど）の摂《と》りすぎが主で、食事中のコレステロールの摂りすぎはあまり関係しないとみられています。ただし、飽和脂肪酸を摂りすぎると、血中のＬＤＬコレステロールは上がります。

脂質異常症を解消する運動は、基本的に有酸素運動です。脂質を直接エネルギー源にする有酸素運動は血中トリグリセライドを下げます。また、有酸素運動はＨＤＬコレステロールを増やすことが知られています。ＨＤＬコレステロールはＬＤＬコレステロールを下げる働きがあるので、結果的にＬＤＬコレステロールが下がるのです。

前述した運動によるアプローチにおける「中強度以上」とは、例えば通常速度以上の歩行のこと。他にも「掃除」「洗車」「子どもと遊ぶ」「自転車で買い物に行く」などの身体活動が同程度の運動で、代わりになります。

このような運動を1日の合計30分以上、できれば毎日（少なくとも週3日）するのがおすすめ。1日の中で短時間の運動を数回に分けて合計30分以上としてもOKです。これは、国内外の研究により、HDLコレステロールを増加させる運動の最低条件が「1週間に合計120分間の運動を行う」か「1週間に合計900キロカロリーのカロリーを消費する」だったことによります。

ただし、血中脂質は1回の運動では影響を受けず、数カ月以上の長期的な運動が必要になることには注意が必要です。

血糖値が気になるなら食後の運動を

高血糖もまた、健康診断における悩ましい検査結果の1つでしょう。血糖値が高くなりすぎると、初期症状はほとんどないものの、進行すると動脈硬化が促進され、心臓病や脳卒中になりやすくなります。また、三大合併症と呼ばれる「網膜症」「腎症」「神経障害」は、失明や一生の透析につながったり、手足の切断に至ったりすることもあります。

これらは、糖の性質によるもので、血液中に多くありすぎると、逆に血管を傷つけてしまう、という理由です。

前述の『国民健康・栄養調査』の結果によれば、国内の糖尿病患者か予備群は男性19・7％、女性10・8％であり、約1900万人と推計されています。脂質代謝異常といい、かなりの割合。生活習慣病は、誰にとっても無関係ではないのです。

ここで、血糖と関わりが深いのが運動です。多すぎると血管を傷つけてしまう糖は、しかしながら、体を動かすときの一番のエネルギー源です。運動すれば直接、血糖値を下げることができるのです。また、高血糖が続くと血糖値を下げるインスリンというホルモンが効かなくなってしまう「インスリン抵抗性」という状態になりますが、運動は筋肉に働きかけることでインスリン抵抗性を改善します。

高血糖を解消する運動としては、有酸素運動と筋トレの併用に効果があります。おすすめは週150分かそれ以上、週に3回以上、中強度の全身を使った有酸素運動。糖と脂質を効率よく消費するためには、20分以上の有酸素運動が望ましいため、1回の運動は20分以上かけるといいとされます。

そして、有酸素運動だけでなく、週に2～3回の筋トレをあわせてすると、単独の場合より血糖値を改善する効果が高いこともわかっています。筋トレは前述したように、インスリン感受性を上げること、そして、そもそも筋肉の中に糖を取り込む機能があることが理由です。このとき、筋肉がしっかり回復するように、慣れてきたら、なるべく連続しない日程で筋トレをするように注意してください。

さて、有酸素運動に筋トレの併用というのは、運動が習慣化する前には、ややハードルが高いメニューでもあります。そこで、この2種類の運動を同時にできるのが、水泳です。**水泳では水の負荷がかかるため、有酸素運動だけでなく、無酸素運動の割合も高いという特徴が**。また、もし太っていても（肥満を合併していても）、膝《ひざ》などの関節への負担が少ないことがメリットです。

運動をするタイミングはいつでもOK。特に、**食後1時間後を狙って行うと、食後の高血糖状態が改善されます。**

高血圧には自分では気づけない

さて、最後が高血圧です。一部に他の病気を原因とする高血圧があるものの、大部分は生活習慣により起こります。喫煙と並び、日本人の最大の生活習慣病リスクとされ、「もし高血圧を完全に予防することができたら、年間10万人以上が死亡せずに済む」という推計があるほど。

前述の『国民健康・栄養調査』の結果によれば、高血圧または予備軍の人は男性で29・9％、女性で24・9％であり、約3450万人が該当するとみられます。ここまで三大検査結果を確認してきましたが、そのすべてが予備軍まで含めると国民の1〜3割であり、他人事《ひとごと》でないということがひしひしと伝わってきますね。

この高血圧もまた、心臓病や脳卒中を引き起こします。物理的な負荷（圧）がかかることにより、脂質代謝異常や高血糖と同様に、血管にダメージを与えて動脈硬化を引き起こすだけでなく、心臓それ自体に負荷がかかり続けるので、心筋梗塞以外にも、心肥大など、一度かかるともう治らない病気につながってしまうのです。これらは食塩の摂りすぎに、肥満や飲酒、運動不足、ストレス、遺伝的体質が関係して起こると考えられています。日本人においては、特に食塩の過剰摂取が原因とされ、まず減塩が指導されます。

高血圧を解消する方法としては（できれば毎日の）定期的な運動に効果があります。肥満を解消して血圧を下げるだけでなく、有酸素運動それ自体が、血管の機能を改善し、動脈硬化を防ぐことがわかっているのです。

1回の運動は30分以上、強度は中強度の有酸素運動がおすすめです。ただし、高強度の運動はかえって血圧を上げるので、血圧が高い人は絶対にムリをしないようにしてください。本書は「健康診断で気になる検査値がある人」を主に想定しています。ここまでの脂質代謝異常、高血糖についても同じですが、もし、すでに何かしらの病気を指摘されている方がいらっしゃったら、まずは主治医に相談してから運動を始めることをお願いします。

高血圧については「1週間あたりの総運動時間」あるいは「総消費エネルギー量」が重要であるとされています。「こまめに毎日」が効果的なのはこれまで繰り返し説明してきたとおりですが、余裕さえあれば、こと高血圧の改善という面においては「1回にたっぷり時間をかける」ことも有効であるとされます。

そして、高血圧は自覚症状がほとんどありません。自分では気づけない異常なので、実は健康診断が極めて重要になります。また、心電図や眼底検査でも高血圧の影響がわかることも。面倒になることもありますが、健康診断を受け続けることが大事だという証拠の1つが高血圧とも言えるのです。

STEP 5

最強の運動法は「ＬＩＳＴ」だ

提唱者が釘を刺したＨＩＩＴの誤解

特に日本は「根性論」の強い国です。そのため、運動も「キツくないと効果がない」と思い込んでしまいがち。

一方で、忙しい現代人にとっては〝タイパ（時間対効果）〟も大事です。そのため、爆発的に注目されたのが、高強度短時間トレーニング、すなわちＨＩＩＴ《ヒート》（Ｈｉｇｈ Ｉｎｔｅｎｓｉｔｙ Ｉｎｔｅｒｖａｌ Ｔｒａｉｎｉｎｇ）です。

ＨＩＩＴとは、高負荷の筋トレやジャンプと休憩を短時間で繰り返し、「疲労困ぱい」に至るまで続けることで、効果を得るトレーニングのこと。キツさを許容できるなら、短時間で「長時間の運動」と同等の効果があると言われたため、ダイエットやボディメイクに関心がある人であれば一度は耳にしたことがある用語でしょう。

しかしこのＨＩＩＴ、実は他ならぬ提唱者が、今の盛り上がりには「誤解がある」と釘《くぎ》を刺しているのです。

実は「タバタトレーニングを行っても体重は減少しない」「筋肉量も増加しない」というのが提唱者の言い分です。この「タバタトレーニング」というのがＨＩＩＴの代名詞的な有名トレーニング。日本で生まれたトレーニング方法ですが、世界的にこの名称で親しまれています。この〝タバタ〟とは、トレーニングの元になった論文の執筆者、立命館大学教授の田畑泉《たばたいずみ》さんの名前から取られています。

そして、その田畑さんこそが、ダイエットやボディメイクの目的でＨＩＩＴをすることを論文★17で否定しているのです。

体重が減少しない理由は「実際にタバタトレーニング中及び、その後のエネルギー消費量を測定しても150キロカロリー程度であり、中等度の運動強度の長時間運動に比べて少ない」、筋肉量が増えない理由は「タバタトレーニングが筋に与える刺激は筋肉が増加するほど大きくない」としています。要するに、どんなにキツい内容だとしても、たった数分の運動で大きな効果が得られるということはないのです。運動は「キツくないと効果がない」のではなく、逆に「キツくても（望むような）効果がない」こともあると言えます。

この論文で田畑さんが指摘している効果とは、主にアスリートの競技力向上に関するもの。タバタトレーニングが生まれた経緯を考えると、納得です。田畑さんは「しかし一般の人々は、そう（筆者注：ダイエットやボディメイクになる）思っているヒトも多い」「このような、エビデンスに基づかない〝迷信〟を生まないためにも」「HIITのさらなる基礎的研究、及び応用的研究が必要である」と手厳しく指摘しています。

運動で「粘れる体」が手に入る

一方で、タバタトレーニングからは、非アスリート、私たち一般人でも学べることがあります。

もともとの田畑さんが発表した論文で紹介されていたのは、自転車を使った「連続して行えば50秒程度で疲労困ぱいになるような運動を20秒間、10秒間の休息を挟んで何度も行い、6から7セット目で疲労困ぱいに至る」ような壮絶なトレーニングでした。そして、この運動を週4回6週間行うことで、「最大酸素摂取量」などが飛躍的に増加する、というのがメリットだったのです。この聞き慣れない最大酸素摂取量という言葉がポイントで、これが上がると、アスリートであれば試合の中で走り続け、跳び、投げるといったパフォーマンスが上がります。では、一般人はというと、「最大酸素摂取量」が上がることで、病気になりにくいだけでなく、いわば「粘れる体になる」ことがわかっています。

最大酸素摂取量は、必要な酸素を取り入れるMax値のこと。簡単に説明すれば、体を動かすために必要なのは酸素です。その酸素を最大でどれくらい取り込めるかというのは、「いざというとき」にとっさの行動をするために非常に重要。つまり、粘りどころで体が動かなくなることを防げるのです。

こうした理由から、最大酸素摂取量は運動生理学の分野で、「スタミナ（体力）」を反映する指標とされています。最大酸素摂取量が大きい人は、スタミナや体力が多いということです。

それだけに止《とど》まりません。なんと、最大酸素摂取量が大きい人は心臓病や脳卒中にかかったり、それで死亡したりする率が低いことが複数の研究で明らかにされています。

例えば、日本の研究者が２００９年に発表した研究[★18]では、約8万〜10万人を対象にした国内の33の研究を分析した結果、最大酸素摂取量＝全身持久力（スタミナや体力）の高い人と低い人を比べた場合、全身持久力の低い人は高い人よりも2倍も死亡リスクが高かったという結果になりました。

この理由は、スタミナは運動量との間に強い相関関係があるためと考えられています。つまり、スタミナがある人ほど、よく動き回り、つまり日常生活で運動をしている。本章で説明してきたように、健康にさまざまな効果のある運動をしているからこそ、病気のリスクが下がって寿命が延びるということです。

そして、この最大酸素摂取量は、別にHIITで疲労困ぱいにならずとも、本章で説明した有酸素運動で十分に上げることができるのです。

30〜40代のキーワードは「予備力」

HIITとは要するに、タイパよく最大酸素摂取量を上げようとする試みなので、私たちがアラカルト方式で有酸素運動の量を稼いでいれば、結果的に、最大酸素摂取量は上がっていきます。

そして、スタミナや体力というのは、健康クライシスを迎える30〜40代の生活を左右します。そのキーワードが科学的に「予備力」と言われるものです。

スタミナがあるというのは、同じ身体活動をしていても、ない人よりも余裕がある

(=予備力と言います)ことを意味します。残ったエネルギーを他のことに使えるだけでなく、同じ身体活動がさらにラクに行えるようにもなります。つまり、**スタミナがつけばつくほど、日々の活動に余裕ができる**ということ。

同じ話を筋トレのところでもしました。1日1回3秒の筋トレで筋力がつくと、同じ筋トレをラクに行えるようになるのでした。つまり、**筋トレも予備力を高める行為**です。そして、筋肉は日常のちょっとした場面、例えば、届いた荷物を持ち上げたり、電車の時間に間に合わせるためにダッシュしたりといった〝ちょっと頑張らなければいけないとき〟に、「しんどくない」ための役に立ちます。

予備力があるとは、つまり「余裕がある」「しんどくない」状態のこと。そして、これがいかに健康のために必要かは、ここまで繰り返し、説明してきたとおりです。

そして、この予備力は、加齢により下がっていくことが知られています。これこそが誰にとっても望ましくないであろう「衰え」です。

予備力とは、定義の上では「ある機能について『最大能力』と『平常の生命活動』を営むのに必要な能力との差」とされています。予備力が下がると、平常以上の活動を必要とする事態が生じたとき(=いざというとき)に対応ができなくなります。わかりやすい例では「心肺機能が落ちることで、階段を上るときに息切れしやすくなる」といった状態がこれに当たります。そして、つまるところこの予備力が下がった状態というのが、衰えたということなのです。

逆に言えば、最大酸素摂取量や筋力を上げさえすれば、予備力も上がります。ここで難しいのが、「余裕がない」状態から抜け出すためにこそ、「余裕が必要」な運動が必要だということ。だからこそ、「運動はキツくないと効果がない」という思い込みが良くないのです。しんどいときにＨＩＩＴで疲労困ぱいになったら、それこそもう立ち上がれないでしょう。そこで、本書で勧める「ＬＩＳＴ《リスト》」トレーニングの出番です。

必ず運動を習慣化させる「ＬＩＳＴ」トレーニング

「ＬＩＳＴ」トレーニングの参考にしたのが、ＬＩＳＳ（Ｌｏｗ　Ｉｎｔｅｎｓｉｔｙ　Ｓｔｅａｄｙ　Ｓｔａｔｅ）です。これは、低強度の運動を、長時間継続することを勧めるトレーニングのことで、近年は短時間に超高強度の運動をするＨＩＩＴのカウンターとして見直されていました。でも、ＬＩＳＳとして推奨されるのは、例えば40〜60分のウォーキング。これでは「1日1万歩」のスローガンと大して変わりません。本当に時間も気力もないときには、ＬＩＳＳもＨＩＩＴもできはしないのです。

だからこそ本書が提唱するＬＩＳＴ――低強度＝ＬＩ（Ｌｏｗ　Ｉｎｔｅｎｓｉｔｙ）で短時間＝ＳＴ（Ｓｈｏｒｔ　Ｔｉｍｅ）のトレーニングの出番です。

コロナ禍を経て進んだ運動についての医学的な研究により「筋トレは１日１回３秒から効果がある」「有酸素運動は１回10分から分割可能」だとわかりました。また、後者は、家事など他の身体活動もその代わりになります。考え方を変えて、低強度短時間の運動やその他の身体活動を１週間に上手に分散させれば、それで運動は十分なのです。

こうした最新の知見に照らせば、健康になるための運動には「キツいこと」も「長時間」も必要ありません。

例えば「通勤のために最寄り駅まで10分（１キロメートル）歩く」こと、これはＬＩＳＴトレーニングです。帰りも同じだけ歩くなら、それで有酸素運動は２セット。その日、洗濯物を回して干したらそれは「10分歩く」のと同じだけの身体活動量があるので、３セット。ここに、例えば「姿勢を意識しながら椅子からゆっくり立ち上がり、またゆっくり座る」こともＬＩＳＴトレーニングで、筋トレがプラスされ、有酸素運動×筋トレの恩恵も受けられます。これで十分「運動習慣」です。

ＬＩＳＴトレーニングをだいたい10セットすれば「1日1万歩」と同じくらいの身体活動量に。「大変そう」と感じた方がいたら、安心してください。人間は普通に生活しているだけでも「洗濯物を回して干す」といった身体活動をしています。大事なのはこれを積み重ねること、というより、これが積み重なっていることに気がつくことです。

注意点があるとしたら、なるべく「やった日」と「やらない日」の差を作らないこと。運動であれ家事であれ「一気にまとめて」やってしまうと、続けることによる効果を得られず、もったいないということです。

ただ、何をするか、しないかを決めること自体も、精神的コストがかかります。そこで、こうした理論的なことを詰め込み、みなさんはただ目の前のことをやればいい、という状態にしたのが、第3章で紹介する20日間プログラムです。

運動を習慣化させる「LIST」

	メリット	特徴
HIIT High Intensity Interval Training 高強度短時間トレーニング	最大酸素摂取量が増大 いざというとき粘れる体になる	アスリートの競技力向上に向いている 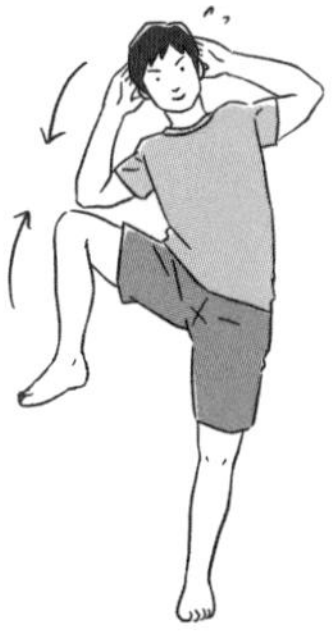
LIST Low Intensity Short Time 低強度短時間トレーニング	筋トレは1日1回3秒からで有効 有酸素運動は1回10分に分割可能	運動を習慣化し、健康的になるのに向いている 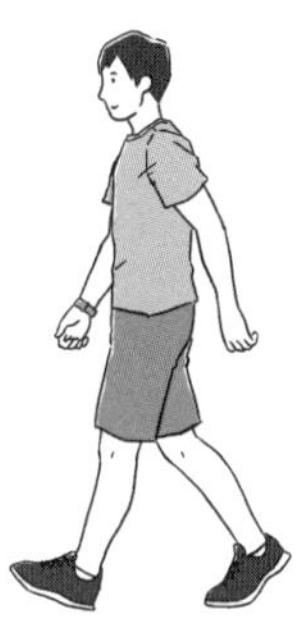

CHAPTER 3

まずはこれだけ 20日間 プログラム

DAY 0

自分を変える20日間を始めよう

第2章では、コロナ禍で発展した最新科学による新常識を紹介しました。運動は「キツいことを」あるいは「長時間」しなければいけないというのは思い込みであり、人を運動から遠ざけてしまうという意味では、害をなす考え方ですらあります。筋トレは超手軽に、有酸素は「ちょっと」「ながら」で行うことで、人は生活に運動のルーティンを自然と取り入れることができるようになり、結果、特に運動習慣がない人ほど、運動をしようとして運動するよりも、大きな効果が得られます。これがLISTの概念です。

第3章ではいよいよ、第2章のLISTや、第4章以降で紹介するメンタルヘルスや食事についてのノウハウやメソッドを先取りして集約した「20日間プログラム」を紹介します。このプログラムは、習慣化についての科学的な知見を集約し、誰でも健康のためのルーティンが身につくように作られています。運動や食事制限を「しなければ」という心理的な負担から解放され、いずれ物足りなくなり、自分からさらに工夫をするようになるでしょう。ぜひ、体と心に起きる変化を楽しんでみてください。

本当にたった20日間で運動習慣が身につくのか、怪しいと感じた人もいるかもしれません。もしそうなら、**あなたはすでに旧来の「運動はハードで大変なもの」という固定概念に囚《とら》われてしまっています。**第2章で根拠を挙げて説明してきたとおり、健康のための運動は、LISTのように低強度・短時間のもので十分なのです。そして、そんな固定概念こそが、あなたの運動の習慣化を阻んでいるのです。

これまでに運動をしてきていないとか、運動は好きじゃないとか、一度、そうした固定概念を捨ててみましょう。

そして今、背筋を正して椅子にゆっくり座り、また立ち上がってみてください。

はい、**これは「運動」です。**

それができたら、本書をテーブルの上の目につくところに置いてください。

明日、本書が目に入ったときに、もう1回、同じことをしてください。

その翌日も同じことができたら、はい、**これは運動習慣です。**

運動習慣をつけるというとき、別に運動量や強度の下限はありません。

そもそも、消費カロリーで言うのであれば、歩行と風呂《ふろ》掃除は変わらないのです。また、第5章で紹介しますが、「子どもと遊ぶこと」に至っては、並の運動より強度があることが知られています。

中途半端にキツいことをして、時間や気力の余裕がなくなり、途中でやらなくなってしまうなら、時間や気力の余裕が絶対になくならないレベルのことから始めてみましょう。コストを下げれば下げたぶんだけ習慣化しやすくなるのは、第2章で説明したとおりです。


20日後に、あなたにできるようになっていることを、ここで紹介しておきます。

▼1日の終わりに体力が残った自分に気づく
▼何が起きても対応できる自信がつく
▼朝スッキリと目が覚めるようになる
▼休日に楽しめるアクティビティが見つかる

いかがでしょうか。これらはまえがきで私が述べた「見るからに健康そうな人」に近い人物像ですよね。でも、これはただの理想ではなく、20日後のあなたの姿なのです。

それでは、本書の中心になる20日間プログラムの説明をしていきます。

DAY 4	DAY 5	DAY 6	DAY 7
片道10分の店を選んでランチ	帰りに1駅歩く	15分早歩き	60分買い物
筋トレ休み	1回スクワット 1回腕立て伏せ 1回腹筋	1回スクワット 1回腕立て伏せ 1回腹筋	1回スクワット 1回腕立て伏せ 1回腹筋
メインを魚に			チートデイ
DAY 11	DAY 12	DAY 13	DAY 14
片道15分ランチ	朝晩1駅歩く	15分早歩き	60分買い物
筋トレ休み	3回スクワット	3回腕立て伏せ	3回腹筋
メインを魚に			
DAY 18	DAY 19	DAY 20	GOAL
片道15分ランチ	朝晩1駅歩く	15分早歩き	
筋トレ休み	5回スクワット	5回腕立て伏せ	
メインを魚に			

[挫折しない20日間プログラム]

	DAY 1	DAY 2	DAY 3
有酸素		1個先のコンビニに歩いて行く	20分掃除
筋トレ	1回スクワット	1回スクワット 1回腕立て伏せ	1回スクワット 1回腕立て伏せ 1回腹筋
食事			

	DAY 8	DAY 9	DAY 10
有酸素		1階分階段で上がる	20分掃除
筋トレ	3回スクワット	3回腕立て伏せ	3回腹筋
食事			

	DAY 15	DAY 16	DAY 17
有酸素		1階分階段で上がる	20分掃除
筋トレ	3回スクワット	3回腕立て伏せ	3回腹筋
食事			

DAY 1

誰でもできる椅子スクワット

1日目にやるべきことは、あえて1つだけにしました。「1回3秒のスクワット」です。たったこれだけでも効果のある運動なのは、第2章で説明した通りです。ただし、本書ではまず、椅子を使ったスクワットから始めることをおすすめします。

そもそもスクワットでは「しゃがんで」「立ち上がる」2つの動作を行います。しかし、スクワットは誤ったフォームで行うと、膝《ひざ》などの関節を壊してしまうこともあります。「わかったふり」でしている人も多く、危ないのです。

そこで、椅子の出番です。というのも普段、椅子から立ったり椅子に座ったりする行動は、筋トレのスクワットと同じ筋肉を使っています。それだけでなく、**椅子スクワットでは、スクワットの正しいフォームも身につくのです。**

人が椅子から立ったり椅子に座ったりするときは、膝の関節が伸び縮みします。このときには、太ももの前の大きな筋肉である大腿《だいたい》四頭筋やお尻《しり》の大臀《だいでん》筋、太もも裏のハムストリングスなどの下肢全体の筋肉が使われています。これらこそが、スクワットで使

[1回3秒でOK]

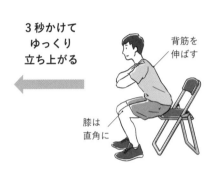

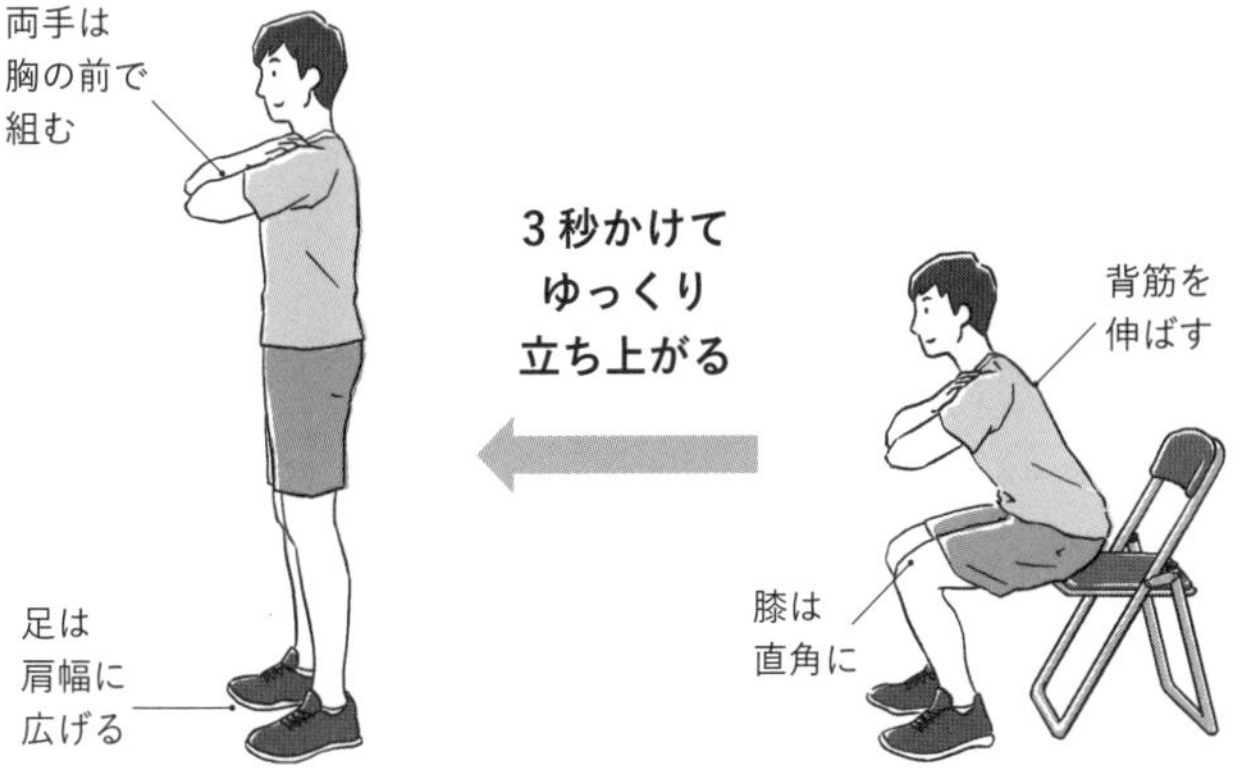

両手は
胸の前で
組む
3秒かけて

伸ばす
膝は
直角に
足は
肩幅に
広げる

われるのと同じ筋肉なのです。スクワットでは膝を壊さないように「膝を前に出さない」と指導されますが、椅子であればそもそも膝が前に出ません。ポイントは、**できるだけゆっくりと立ち、座ること**。また、背筋を伸ばして行うと、腹筋や背筋も鍛える効果があります。

立ち上がる

もちろん、**慣れてきたら椅子なしのスクワットに挑戦**してみてほしいところ。椅子スクワットで身についたフォームを意識しながらまずは「クォータースクワット」と呼ばれる、膝を45度くらいの角度で曲げる方法で。慣れてきたら、「ハーフスクワット」と呼ばれる、膝を90度くらいの角度で曲げる方法でやってみましょう。

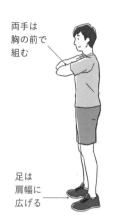

DAY

2

生活のなかで歩くこと

私は近くの駅までだいたい片道15分ほど歩いて電車に乗ります。もうおわかりですね。そう、これも運動です。コロナ禍で世界的に人々が運動不足に陥ったというのは、医学のホットトピックの1つ。「通勤」が意外にも、健康の役に立っていたことが身に染みている人もいるのではないでしょうか。

逆に考えてみると、あえて駅から少し離れたエリアに住んだ場合、出社時や買い物など、生活のために必ず歩くことになります。このように、普段の生活に〝必要〟を組み込んでしまえば、運動習慣をつける上で非常に有利になります。

20日間プログラムの中の「1個先のコンビニに歩いて行く」「片道10分の店を選んでランチ」「帰りに1駅歩く」「60分買い物」などは、そのためのルーティンです。

こうした縛りを生活に取り入れることで、まとまった時間ジョギングできなくても、同等以上の効果が得られる——第2章で説明したとおりです。

本プログラムの有酸素運動については、時間や条件をみなさんの好みに応じて変更して大丈夫です。ただし、第4章で説明しますが、運動を継続するためには「楽しい」と感じることが医学的にも重要であるとわかっています。そのため、**〝条件〟は、自分にとってテンションの上がるものに設定するのがポイント**です。

ちなみに、普通の歩行による消費カロリーが10分で約30キロカロリーであることは、第2章で紹介しました。これが**階段の上り下りになると、約40キロカロリーと少し上がります**。慣れてきたら〝条件〟に階段を盛り込んでみるのもいいでしょう。ただし、最初のうちはかなりキツく感じるので、10キロカロリーの差が体感に見合うかというと、微妙かもしれません。「今日はもうちょっと頑張ってみよう」と思えたとき、階段をおすすめしています。

人は他に切実な理由があれば、不便、つまり肉体的・精神的なコストを受け入れられます。私の場合は家賃がなるべく低いエリアに住みたいから、駅から徒歩15分を受け入れています。ある意味ではお金を節約しつつ、健康効果を享受していますが、時間は失われています。**健康と生活はこのように、トレードオフの繰り返しである**と、少し俯瞰《ふかん》して見てみてください。あなたが重視するものは何で、何を対価に払えるか。そうすると、個人に最適化された健康管理のプランも浮かび上がってくることでしょう。

DAY 3

掃除でカロリー消費

好むと好まざるとにかかわらず、人間らしい生活のために、しなければならないのが掃除。人が週にどれくらい掃除をするのか、複数の調査に目を通してみると、だいたい1～2時間といったところが平均であるようです。

逆に言えば、時々サボってしまうことはあるにしても、掃除をすることは、健康診断のように、すでにルーティンになっているのです。そして、第2章で説明したように、掃除は運動と置き換えられるくらいの消費カロリーがある身体活動です。

つまり、こうした習慣を運動とは認識していなくても、平均的に掃除をする人は、週に1～2時間の運動をしているのと同じなのです。

掃除の効果について、深掘りしていきます。例えば、雑巾《ぞうきん》がけなどしゃがみ込んだり中腰の姿勢を取ったりする床掃除は、体重60キロの人が20分ほど行うと、約120キロカロリー。ゆっくりのジョギングとほぼ同じ消費カロリーです。「雪かき」「子どもと（活発に）遊ぶ」とほぼ同じ強度で、他には「庭いじり」や「家具の移動を伴うような家

子どもと遊ぶ≒ゆっくりジョギング

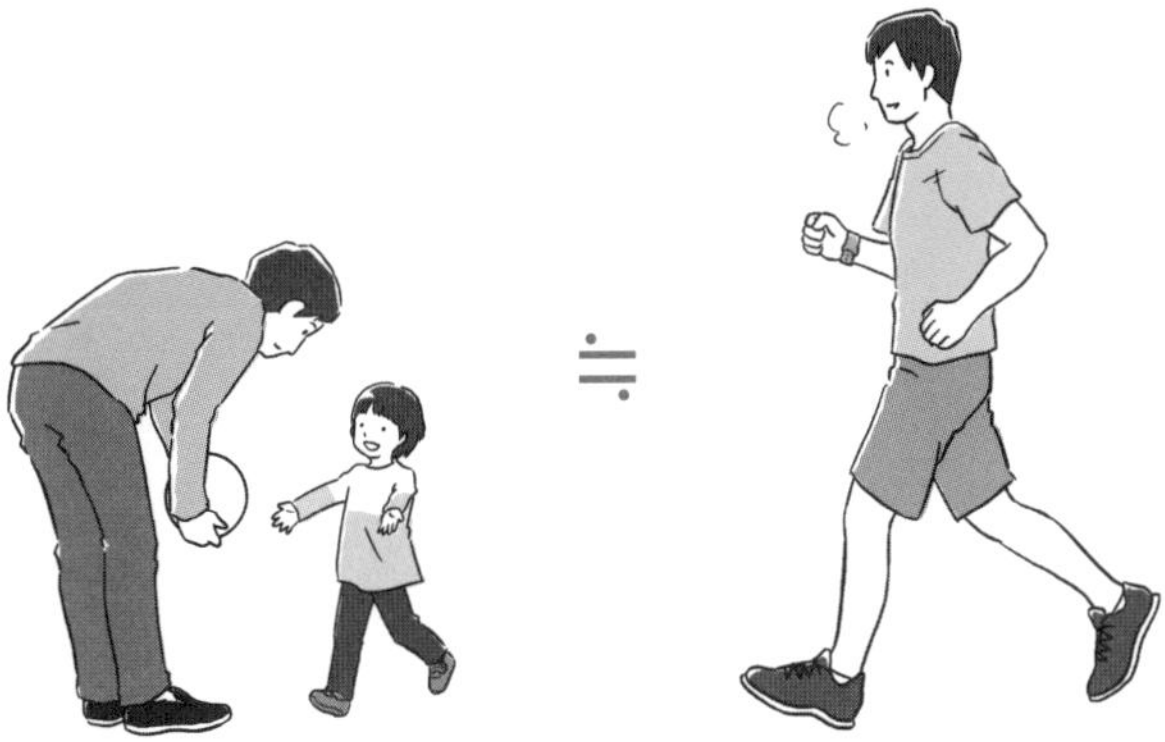

の片づけ」も同等。**私たちはこのように、すでに意外と運動している**のです。

もしそれでも太るという人がいるのであれば、それ以上に食べたり飲んだりしている可能性があります。

ここからわかるのは、**「運動」と「生活」が本当はシームレスである**こと。もっと言えば、運動のために運動をするというのは、もしかすると、あまり意味がないかもしれないということです。運動自体を目的にすると、失敗しやすいと言い換えられます。

そうではなく、生活の中に身体活動を増やすようにすれば、挫折《ざせつ》しようがなくなります。今回の20日間プログラムは、運動習慣をつけるだけでなく、このように正しい知識に基づいて、あなたの意識に改革を起こすことでもあるのです。

DAY

4

疲れる前に休むこと

本プログラムでは、意識的に休息を多く取っています。それは、休むことこそが、人に余裕を生み出すから。「何をもっともらしく」と思われたかもしれませんが、ここで考えてみるべきは、生活もまた多くの身体活動を含んでいることです。

「休んでも疲れが取れない」という人はいないでしょうか。そうした人ほど根が真面目で、休んだときに掃除をしたり、第4章で紹介するような、精神的なコストのかかる作業や判断をしたりしているかもしれません。

しかし、運動でも、食事でも、掃除などの生活でも、私たちの一つひとつの行動は、肉体的・精神的なコストを消費します。そして、その容量には上限があるため、やりくりに失敗すると、疲れ果ててしまうのです。

本プラグラムには、例えば「1階分階段で上がる」「掃除」「主食を魚にする」などさまざまなルーティンを同列のものとして扱い、認識してもらう効果があります。何かをすれば、当たり前ですが、疲れるのです。だから、最初は盛り込みすぎず、どんな組み合わせなら自分にとって無理なく習慣化できるのか、確かめていってください。

そして逆に、**「疲れたから休む」と決めた日は、できるだけ何もしないでください。**そうでなくても、自分だけではコントロールできない仕事はあるし、生活の中で予期しない負担、例えば家族の看病といったことは起こり得ます。こうしたときに、「予備力」を発揮するためにも、できれば疲れる前に休んでほしいのです。社会人にとって疲れの溜《た》まりやすい木曜日、筋トレを休みにしていることには、そんな理由もあります。

一方で、検証は難しいものの、疲れた以上に回復できれば疲れないというのもまた当然です。ただし、困ったことに、肌が張りを失ったり、傷の治りが遅くなったりするなど、肉体的な回復力は医学的な事実として、年齢により衰えていきます。**健康クライシスを迎える30～40代は、自分の疲労度と、回復力のバランスを見誤らないように、注意が必要**だと言えます。

でも、悲観的にならなくても大丈夫です。というのも、回復力の衰えを抑え、回復の効率を上げていくことはできるから。第5章では徹底的に「休み方」を検証しました。疲れを感じたとき、あるいは毎日のケアとして、医学的に効果のある休み方を参考に、睡眠を取り、また入浴やマインドフルネスなどで心と体を癒《いや》してほしいと願っています。

DAY 5

筋トレはローテーションで

椅子スクワットの他に、本プログラムには腕立て伏せと腹筋を取り入れています。詳しい説明は第5章に譲りますが、筋トレの基本は「大きな筋肉から鍛える」です。そして、この大きな筋肉をジムの器具を使わなくても鍛えられるのが、スクワット・腕立て伏せ・腹筋の3つの筋トレなのです。

スクワットは下半身の筋肉が中心でしたが、腕立て伏せはもちろん、上半身の筋肉が中心です。ターゲットになるのは大胸筋や上腕三頭筋。両手を肩幅よりやや広く置き、両手と両足のつま先で姿勢を維持します。これもゆっくり、最初は3秒かけて肘《ひじ》を曲げていき、3秒かけて戻してください。慣れていないと難しいので、できなければつま先ではなく、膝をついてしまってOKです。

もう1つはスクワットでも鍛えられる腹直筋やその周辺の筋肉をメインのターゲットにする腹筋。仰向《あおむ》けになり、膝を立てた状態から、おへそを覗《のぞ》き込むように上半身を持ち上げてください。誤解されやすいことですが、無理に完全に起き上がろうとしたり、反動をつけて起き上がろうとしたりするのはNGです。

さて、「毎日筋トレをしていいのか」と思ったかもしれません。筋肉は筋トレをすると筋線維の一部が壊れ、それが修復される際に元の筋線維よりも少し太い状態になります。これが一般に「超回復」と呼ばれており、繰り返すことで筋肉量や筋力が上がるとされ、定期的な筋トレが勧められています。実は、この超回復も長らく「本当にあるのか」と議論が続いているのですが、要するに「筋トレをした後はちゃんと休もう」という趣旨は違わなそう、というのが現状です。

前の項と重なりますが、回復のためには休息が必要です。強度の高い筋トレを行うときは、筋肉痛などの状態をチェックしながら、基本的に同じ部位のトレーニングは2〜3日のインターバルを挟むように指導されます。

1週目は、種類を増やしながら毎日筋トレがあります。これはあくまで、まだ導入で、強度が低いからだと理解してください。2週目以降は少しずつ、強度が上がっていくので、1日1種目ずつメニューが変わるようになっています。この方法は、ボディビルダーなど、本格的に体を鍛えている人たちも取り入れているもの。そこまで目指さなくても、カッコいい体につながる方法だと、ぜひ知っておいてほしいと思います。

DAY 6

準備のいらない早歩き

「10分のジョギング」と「15分の早歩き」、運動の習慣化やダイエットに良いのはどちらだと思いますか。

歩くことや、階段を取り入れることのメリットは2日目で伝えたとおりです。普通の歩行による消費カロリーは10分で約30キロカロリー。これが早歩きになると。階段と同様の40〜50キロカロリーに。ジョギングになると約65キロカロリーが目安になります。

逆に言えば、10分のジョギングと15分の早歩きの消費カロリーはほとんど変わりません。

ここで考えてみたいのが、その準備の時間です。一般的に、10分のジョギングに必要な時間は、10分では済まないでしょう。ウエアに着替え、ランニングシューズを履き、体操をして……と、準備やその後の片づけのことも考えると、1回のジョギングで30分以上かかってもおかしくありません。なら長めにジョギングをすればいいとも言えるのですが、そもそも最初からそんなに長くは走れませんし、ケガのリスクもあります。

［ 15分の早歩き≒10分のジョギング ］

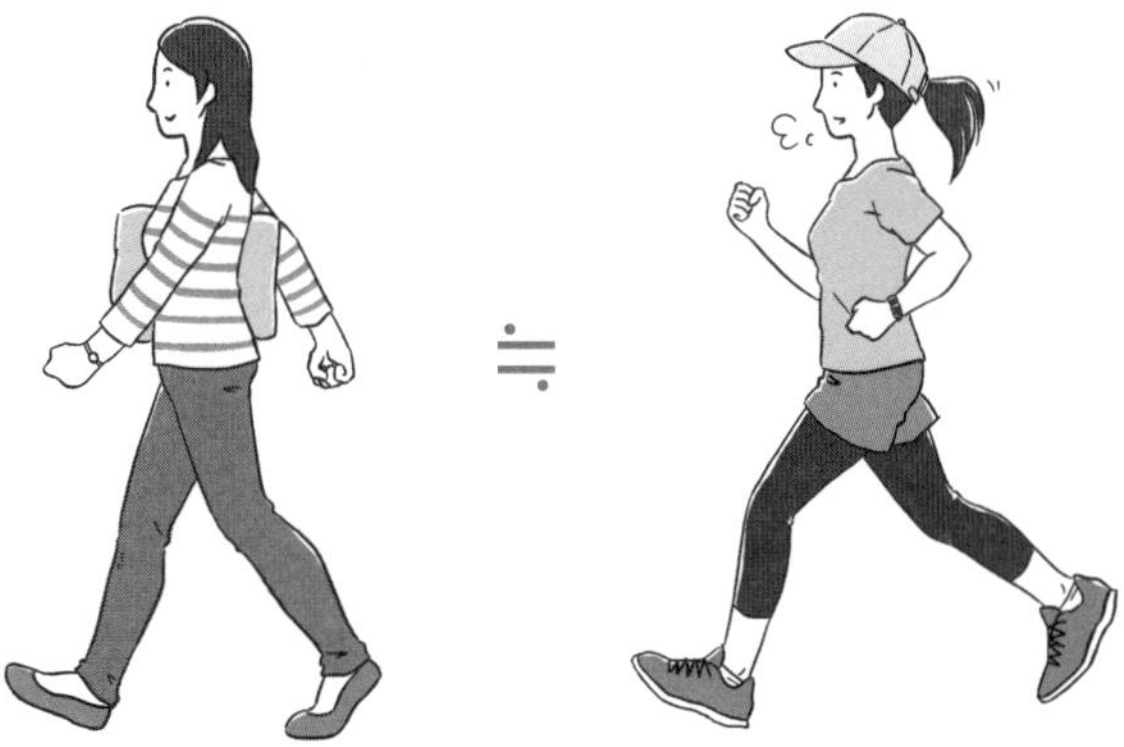

実は長めにジョギングをして合計の消費カロリーを高められるようになるまでは、早歩きでカロリー消費の効率を高めていくのがとても有利になるのです。

このように、正しい知識を持ってみると、イメージが変わることは多くあります。

「運動習慣をつける」と言われると、すぐに「健康に良さそう」なジョギングを思い浮かべてしまうことでしょう。しかし、ジョギングではそもそもの準備の面倒くささに直面してしまい、運動自体が始まらないことも十分にあり得ます。そうならないように、着の身着のまま、歩き回ればいいのです。

DAY

7

好きなだけ食べるチートデイ

ダイエットの食事制限中に「好きなものを好きなだけ」食べる〝チートデイ〟という概念があります。よく言われるのは、「マイナスカロリーの状態が長く続くと体は代謝を下げるため、やせにくくなる」「そんな体を1週間に1日だけオーバーカロリーの状態にして騙《だま》し、代謝を上げてやせやすくする」というメカニズムです。もっともらしいですが、**実はチートデイで〝やせやすくなる〟という効果について、信頼できる研究はほとんどありません。**逆に反論するような結果の研究は多く、「1週間に1日くらい爆食いをしたとしても、代謝はすぐに上がらない」というのが大方の見方です。

ではなぜ、本章のプログラムで〝チートデイ〟を設けたかと言うと、「1週間に1日くらい食べ過ぎても人はそんなに太れない」からです。代謝と聞くと、脂肪を分解する方向をイメージしやすいですが、「生物に必要な物質を合成する」ことが代謝なので、脂肪を合成するのも代謝です。そして、分解同様、合成のペースにも限界はあります。

メカニズムから考えるのであれば、もちろん個人差があるにしても、週1の爆食いをした食事のすべてが完全に吸収され、完全に脂肪に合成されるわけではない、とみるのが妥当でしょう。それができるならむしろ「代謝はとてもいい」状態なのですから。

そんなわけで、食事の改善に疲れ果て、食事の改善自体をやらなくなってしまうくらいなら、**たまにチートデイを設けて、息抜きをする**（＝小さな挫折をあえて作っておく）**方が、結果的に健康になれるのではないか**、というのが本書の立場。

というのも、厳格な食事制限をするボディビルダーの方々の間でチートデイが定着しているのは、むしろその厳格な食事制限を続けるための息抜きではないか、というのが私の個人的な意見です。

例えば2016年に発表されたポルトガルの研究者による心理学の研究[★19]でも、1日だけ「逸脱」としてハイカロリーを摂取する日を設け、「定期的かつ計画的に失敗日を設定した」ことで、ダイエットのモチベーションが維持されたことがわかっています。

「今はガマンして、週に1回のチートデイのときに食べよう」と意識する方が、結果的に、週に摂取するカロリーの総量が少なくなったり、消費するカロリーが（モチベーションの向上によって）多くなったりすることはありそうです。もちろん頻ぱんにチートデイをしていたら、それはただの爆食いなので注意が必要です。

DAY 8▼10

スロトレ化で飽きない

最初の1週間を乗り越えました。まずは、おめでとうございます。

行動を習慣化するとき、それを始める段階が、最もコストが高いのです。しかし、一番キツいのは動きだすまで。このあとは今までよりも少ない、ランニングコストで運営すればいいのです。

こんな時に怖いのが「飽き」の問題。欲求が高次化した人間は、「変化」がない同じことの繰り返しだと飽きてしまいます。本プログラムでは、成長を感じられるためのちょっとした工夫をしています。

それが、前項でも紹介したクォーター・ハーフスクワットや階段の上り下りのような〝背伸び〟。特に、筋トレはこうしたプラスアルファを取り入れやすいのです。

本書で紹介する筋トレは、ただ「ゆっくり」行うだけでより大きな効果が得られます。それは「スロートレーニング（スロトレ）」になるから。スロトレとは、動作中に力を抜かず、力を入れっぱなしにしながらトレーニングをする方法。これなら、椅子の立ち座りのような自重（自分の体重）を使ったトレーニングでも、**ジムで大きなバーベルを持ったトレーニングと同等の効果**があります。例えばスクワットなら、最初は3秒、慣れてきたら5秒など、ゆっくり立ち上がり、しゃがみ込むようにしてください。

　さらに「ノンロック」というテクニックと組み合わせると、より効果があります。「ノンロック」とは膝や肘などの関節を伸ばしきってしまわないこと。例えば腕立て伏せなら完全に肘を伸ばす（＝ロック）と、その時点で腕は筋力ではなく器械的に体重を支えてしまいます。そのため、肘を伸ばしきる手前で力が入ったまま（＝ノンロック）、肘を曲げて体を下ろす動作に折り返すと、たった数秒ずつでも思わず「キツい」と声が出るほど、大きな効果が期待できるのです。

　もし、この「思わず『キツい』と声が出る」を少しでも魅力的に感じたのなら、あなたは必ず中だるみから抜け出せます。今のあなたに、変化を求める肉体的・精神的な余裕があるということだからです。そしてこれは、本プログラムにより予備力が増してきて、心身が充実してきたことの証拠でもあります。

　そんなあなたのために、第5章と第6章では運動と食事について、ステップアップするための具体的なノウハウを詰め込んでいます。ぜひ楽しみにしていてください。

DAY 11▼14

メインを魚に

魚、特に白身のものは「ヘルシーなたんぱく源」と言われます。高たんぱく質で低脂質なので、それは紛れもない事実。それだけでなく、ビタミンDやビタミンB、ミネラルも豊富です。

さらに嬉《うれ》しいのは青魚（イワシ、サバ、サンマなど）やマグロなどに多く含まれるEPA（エイコサペンタエン酸）やDHA（ドコサヘキサエン酸）などのn-3系不飽和脂肪酸による効果です。EPAやDHAは、中性脂肪を下げ、動脈硬化を予防する働きがあるとみられています。

こうした理由からEPAやDHAを含む「魚油サプリメント」が販売されていますが、サプリメントとして摂取した場合の効果については反論する研究もあり、賛否の分かれた状態です。メインを魚にした食事から摂《と》るのが、現時点ではよさそうです。

また、2006年に発表されたハーバード公衆衛生大学院の研究[★20]では、サケ、ニシン、サバ、イワシなどの脂肪の多い魚を週に1〜3回食べると「心臓病による死亡リスクが最大で36％減少する」と結論づけられました。この研究グループは、食事においては肉よりも魚を増やすことを勧めています。

そもそも、脂肪の多い肉や、ハム・ソーセージなどの加工肉には飽和脂肪酸が多く含まれており、これを摂りすぎると血液中のLDLコレステロールが増えやすくなることは、以前から指摘されていました。ここで注目したいのが、魚に多く含まれる不飽和脂肪酸の特徴。魚の不飽和脂肪酸は、健康診断でも気になるこのLDLコレステロールを増やさないのです。

こうした理由で「メインが魚」の日を設定しました。頻ぱんにしていないのは、同じたんぱく源であっても、グラムあたりの値段に大きな違いがあるから。魚はたくさん食べようとすると高いのです。もちろん、経済的な事情はさまざまだと思いますが、習慣を続けるためには、時間や気力以外に、お金のコストも重要です。無理がなければ、また、むしろ肉より魚が好きであれば、週1回に限らずもっと多く「メインが魚」の日を設定してもまったく問題ありません。ちなみに、我が家で最近、有効活用しているのが「魚のアラ」。スーパーなどでまとめて安価で販売されており、自炊、骨やウロコの処理の手間がかけられるなら、魚由来のたんぱく源としてとても優秀です。

DAY

15▼19

意思のコントロール

いよいよ本プログラムのゴールが近づいてきました。ぜひ、本章のカレンダーを見返してみてください。数にして約50の項目を達成してきたのですから、もうほとんど「運動が習慣化した」と言っていいのです。あとは最後まで走り抜けるだけ。ぜひ、自信を持ってください。

〝走る哲学者〟の愛称で知られ、三度のオリンピック出場を果たした元陸上競技選手の為末大《ためすえだい》さんを取材したときのことです。怠惰な私は「モチベーションが上がらないとき、どうしていましたか」という質問をしました。安定して結果を出し続けなければならないトップアスリートは、どのように「意思」をコントロールしているのか、知りたかったのです。しかし、その答えは予想の斜め上のものでした。

為末さんの回答は、「僕は自分のことを犬のようなものだとイメージしているんです」というもの。思わず、「どういうことでしょうか」と聞き返しました。

「訓練された犬は、呼べば小屋から出てきてワンワン吠《ほ》えますよね。どのような条件であれば、自分にとって望ましい結果が得られるかをあらかじめ考えておけば、アンコントローラブルのように思われる『意思』も、ある程度、操作できるんです」

私はこの話を「意思」と「環境」の関係だと読み解いています。つまり、余力がある時に、自分が健康になるためのプログラムを組み、備えておけば、自分がどんな状況に置かれても、そのプログラムを遂行していくことで、望んだゴールにたどり着くことができる、と。

プラグラムとは、そう、この20日間プログラムのこと。本プログラムを最後までやりきった経験は、この先、健康と隣り合わせの人生において、非常に役に立つはずです。

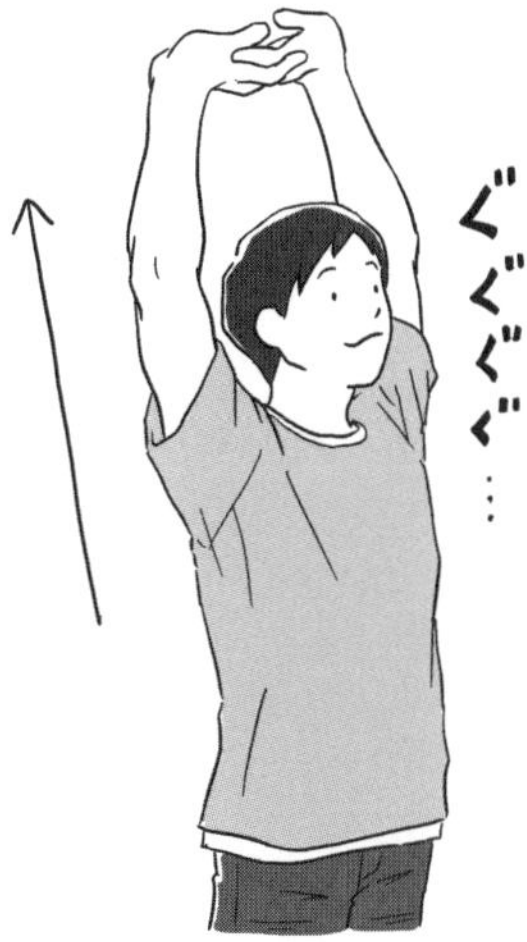

DAY 20

私の体に起きた変化

この20日間プログラムに私自身が取り組み、体に起きた変化を報告します。

私はこの期間で、我が家の出産前後のバタバタで増えた体重5キロを落とすことができました。しかし、このうち純粋な脂肪の減少はあまり大きくないはずです。かと言って、筋肉が5キロ落ちたわけでもなさそう。定期的な運動習慣がついたことで、筋肉量をキープしたまま、便秘やむくみが解消され、体内に残った不要物が外に排出されたと考えられます。

仕事や子育てでかかるストレスは便秘の原因です。第1章で紹介した便秘解消のためのルーティンに加え、本プログラムで生活に運動＝気分転換のルーティンを取り入れたことで、お通じはさらに順調に。便秘が解消され、2キロほど、体重が落ちていました。

また、食事量が落ち着きました。一般的に人は毎日3キロほどの食事をするとされますが、運動以外の方法でストレスを解消しようとすると、無意識に食事量が増えてしまいます。便秘と組み合わさると、それだけで数キロ体重が増えるというのは、大げさではありません。さらに、ストレスや睡眠不足によるむくみもあります。

脂肪がつく以外にも、余裕がないときほど、便秘や過食、むくみなどにより体重が増えると思うと、おそろしいですよね。実際にはそこまで太っておらず、こうしたルーティンであっという間に解消できる一時的な体重の増加を、太ったと思い込んでしまっているかもしれません。

でも、人が本当に太るきっかけというのは、こうした些細《ささい》なことだと私は実感しています。本書の前半で説明したように、人は太るとより太りやすくなります。そして、その傾向は、コロナ禍で余裕を失った社会で、さらに加速しているのです。

また、この間、ＩｎＢｏｄｙという比較的、高性能の体組成計で計測を続けましたが、筋肉量が落ちていなかったのもポイントです。メカニズムが気になる方は第5章に目を通していただければと思いますが、筋肉は使わないと衰えていきます。**本プログラムで身につけたルーティンを続けるだけで、失われやすい筋肉もキープできるのです。**

これだけ簡単なプログラムで、筋肉をつけたまま、便秘や過食、むくみの解消によりさらに数キロを落とせるとしたら、悪い話ではないどころか、おトクだと言えるでしょう。

もう1つ、大事なのは、このように必要十分なことだけを習慣にすることで、時間と気力の余裕が生み出される、ということです。するとどうなるかというと、このプログラムでは物足りなくなります。この物足りなさこそが何よりも大事で、「自分からやりたくてやる」のが、次の第4章で説明するように、実は健康には一番の近道です。

CHAPTER 4

運動で強メンタルを手に入れる

GUIDE 1

強メンタルの秘訣は〝自信ホルモン〟

不調をなくす〝自信ホルモン〟

第3章では、誰でも簡単に運動習慣が身につく20日間プログラムを紹介しました。ポイントは「運動習慣」という言葉の高くなってしまったハードルを下げること。運動習慣とは特別なものではなく、家事のように生活の一部なのです。もう1つのポイントは、物足りなく感じること。おそらく、取り組んだ読者の多くは「もっとできる」と感じたはずです。それこそが、コロナ禍で失われつつあった〝余裕〟なのです。余裕ができたら、自らやりたいと思うルーティンを、アラカルトのようにメニュー表の余白に追加してみてください。

第4章では、密《ひそ》かに気になっている人も多いであろう、メンタルにアプローチしていきます。イライラしたり、落ち込んだりといったことは、あまりオープンに相談できなくても、多くの人が抱えている悩みのはず。忙しいときほど「眠れない」といった困りごともあるでしょう。実は、運動は健康診断の異常や病気だけでなく、こうしたメンタルの問題も改善してくれるのです。欧米では治療として処方されることもある、運動の耳寄りなメリットを最大限に引き出す方法を、ぜひチェックしてみてください。

30～40代が運動習慣をつけるべきであるもう1つの理由であるメンタルヘルス。運動は「不眠」や「不安」、そして「うつ状態」を改善する効果があると、医学的に示されているのです。

こう聞いて「そこまで深刻じゃないんだよな」と感じた人もいることでしょう。でも、まさにそんな人にこそ、運動はうってつけなのです。

運動をすることにより解消できる不調には、例えば他に、次の8つがあります。

疲れやすい／怒ったり悲しんだりと感情の起伏が激しい／集中力が続かない
ひとりぼっちのような感じがする／記憶力が悪くなる／イライラする
落ち込む／やる気が出ない

こうした不調と無縁の人はいません。本章は、現在と未来のあなたを救う話なのです。

欧米では「予防」だけでなく、うつ病にかかっている人への「治療」として、運動を取り入れることが推奨されています。現在、世界保健機構（WHO）やイギリスの国立医療技術評価機構（NICE）のガイドラインでは、うつ病の予防・治療の項に運動のことがしっかり書かれています。そしてこのように「運動にうつ病を改善する効果がある」というのは、いくつかの研究で明らかになっているのです。

▼活動的な者は不活動である者と比較してうつ症状の発生リスクがおよそ15〜25％低い（米保健社会福祉省の分析★21）

▼歩行や階段昇降などによる消費カロリーが多い人、スポーツの実施時間が長い人はうつ病の発症率が低い（ハーバード大学の卒業生1万201人を約20〜30年にわたり追跡調査した研究★22）

このような運動の効果は、運動により放出される「ホルモン」の働きによると考えられています。ホルモンとは、体の中で合成され、体と、時に心に作用する物質のこと。そして、注目するべきはその中でも〝自信ホルモン〟と呼ぶべき、あなたを元気にしてくれるホルモンです。

「イライラする」「やる気が出ない」の科学

そもそも、例えば「やる気が出ない」「イライラする」とき、体の中ではどんなことが起きているのでしょうか。原因の1つが、ホルモンバランスの乱れ。特に重要なのが「成長ホルモン」という、1つ目の自信ホルモンです。

名前自体は聞いたことがある人も多いでしょう。「寝る子は育つ」と言われることがありますが、寝ている間に脳下垂体という脳の一部から分泌され、体の成長を促します。

その主な役割は、体を作ること。骨や筋肉の成長を促進、あるいはこれらを修復したり、他にも気になる向きも多いであろう肌の再生にも関わったりします。他にも、疲労を回復したり、免疫機能を高めたり、筋肉を増やしたり、逆に脂肪の蓄積を抑えたり、その燃焼を促進させたりすることもできます。

この「疲労を回復」というのがポイントで、成長ホルモンが不足すると、体に疲労が蓄積していきます。関連して、前述した「疲れやすくなる」「怒ったり悲しくなったりと感情の起伏が激しくなる」「集中力が続かない」「ひとりぼっちのような感じがする」「記憶力が悪くなる」「イライラする」「落ち込む」「やる気が出ない」などの症状が報告されているのです。メンタルが不調のとき、体の中ではこんなことが起きているのですね。

運動はこの成長ホルモンと密接に関係しています。

筋トレ（無酸素運動）を行うと、乳酸という物質が体の中に放出されます。乳酸は「疲労物質」とも言われますが、乳酸が脳下垂体を刺激し成長ホルモンを分泌させるのです。

もともと成長ホルモンは疲労回復を促すものでした。つまり、疲労していると分泌されます。逆に言えば、筋トレにより筋肉を疲労させると、成長ホルモンが出やすくなります。

第2章の糖尿病の説明でも、このような仕組みが登場しました。血液中に糖が増えると、インスリンが分泌されて、血糖値を下げるのでした。そして、インスリンというのは、すい臓から分泌されるホルモンです。人間の体はこのように、一時的に異常な状態になっても、それに対抗する仕組みにより、元に戻ることができるのです。それを媒介するのがホルモンの役割です。

「疲れを取るために疲れる」というのは、本末転倒だと思われたかもしれません。しかし、人間も機械と同じで、使わない機能は衰えていきます。運動をしない、あまり疲れない生活をしていると、疲れに対抗する機能自体が落ちてしまうのです。

つまり、自分にコントロールできる範囲でほどよく疲れておくことで、常に元気な状態をキープできるというのが、人間の体の面白いところです。運動時に血液中の成長ホルモンは濃度が200倍ほどまで増加するとみられ、これは睡眠中と同じ程度です。

お肌のゴールデンタイム「22時~2時」はウソ

成長ホルモンが分泌されるもう1つのきっかけは「睡眠」です。

成長ホルモンは、寝ている間に最も多く分泌されます。睡眠不足だと疲れが取れなかったり、肌が荒れたりするのは、成長ホルモン不足が原因です。経験的に知っていることでも、メカニズムを知るのは面白いですよね。

ちなみに「22時〜2時は成長ホルモンが分泌されるゴールデンタイム」と聞いたことはないでしょうか。スキンケアやダイエットの文脈でしばしば言われることですが、これはウソです。

成長ホルモンが深い睡眠のタイミングで集中的に分泌されるのは事実です。でも、よく考えてみると、私もあなたも、みんな同じように22時〜2時に成長ホルモンが出るというのは、おかしな話です。例えば食欲もホルモンの影響を受けますが、「10時〜14時は食欲ホルモンが分泌されるゴールデンタイム」と言われたら、「人による」と思いますよね。成長ホルモンも同じで、時間で決まるわけではありません。

では、成長ホルモンはどうすれば分泌されるかというと、要するに、何時であれ深い睡眠がしっかり取れていればOKなのです。

健康にまつわるウソは、こうやって、ちょこちょこと私たちのやる気を削《そ》いできます。

シフト勤務をしている方などは「22時に絶対に寝られない」ということもあるでしょう。そうでなくても、仕事が詰まれば22時にようやく帰宅する人もたくさんいるはず。もし深夜に寝て、午前のやや遅い時間に起きたとしても、深い睡眠が確保できていれば、成長ホルモンは分泌されるのです。

では、どうして22時〜2時という時間が出てきたのかと言うと、まず成長ホルモンは睡眠の前半（就寝から3〜4時間）で分泌されます。そして、かつての日本人の就寝時間はだいたい22時〜0時くらいが平均でした。そのため、成長ホルモンが分泌されるタイミングは2時ごろになり「22時〜2時」になったものと考えられています。

でも、繰り返しますが、今となってはこれはウソ。残業で遅くなった帰り道に22時を迎えてがっかりし、心が折れてしまう人を生み出す——このようなウソはもはや悪質です。

ただし、深い睡眠を得るために、十分な時間が必要というのは事実です。短時間しか眠れない場合や、こま切れの睡眠になってしまう場合は、成長ホルモンが少なくなります。また、睡眠の質が低く、連続して眠り続けられない場合も同様です。

ここでも、正しい知識の重要性が浮き彫りになりました。大事なのは寝る時間帯ではないのだ、ということはぜひ、覚えておいてください。

〝幸せホルモン〟と相性抜群なリズム

より直接的にメンタルを安定させてくれる自信ホルモンが、セロトニンです。**セロトニンには脳の活動を活発にする働きや、精神を安定させて幸福感を与える働きがあります。**そのため、別名〝幸せホルモン〟とも呼ばれることも。

分泌のきっかけは、日光を浴びること。しかし、**セロトニンの大敵は、日常的に受けるストレス**です。ストレスによりセロトニンの分泌量が低下し、働きが弱まってしまいます。セロトニンの分泌が低下すると、物事に対するやる気や意欲が低下したり、うつや不眠症を引き起こすリスクが高まったりする他、不安が強くなったり、イライラしたりすることが知られています。

セロトニンの分泌は10代がピークで、加齢により減少。残念ながら、年を重ねるというのは、それだけストレスの影響を受けやすくなるということなのです。これもまた、第2章で説明した「予備力が低下する」状態です。

ちなみに、女性ホルモンはセロトニンを活性化するため、逆に、いわゆる更年期障害で女性ホルモンが減少すると、セロトニンの機能まで低下してしまい、さらにイライラする負のスパイラルに陥ってしまいます。

ここで、セロトニンの分泌を促進するのが運動というわけです。

セロトニンを分泌させる場合に特徴的なのが、「一定のリズムで筋肉の伸収縮を繰り返す」と分泌量が増加すること。筋トレだけでなく、有酸素運動でも、一定のペースでウォーキング、ジョギング、バイクを漕《こ》ぐ、ダンスするなどもOK。極端な話、一定のリズムでガムを噛《か》むだけでいいと勧める医師もいるほどです。

セロトニンの分泌は、運動を始めてから20〜30分でピークに達し、それ以降は低下することがわかっています。そのため、疲れ果てるほどの運動や、苦手だと感じる運動は逆効果。ホルモンがメンタルに関係する以上、メンタルもホルモンに関係します。ポジティブな気持ちで運動に取り組むというのは、バカにできない効果があるのです。また、ホルモン分泌の観点からも、第2章で紹介したＬＩＳＴが有効であるとも言えます。

運動をするタイミングは日中、場所は屋外がおすすめです。というのは、分泌のきっかけが日光を浴びることだからです。ちなみに、このとき、リズム運動は大勢で行った方が、セロトニンの分泌が多くなったという報告もあります。

加えて、セロトニンはよい睡眠を促すメラトニンというホルモンを作る材料。日中に運動をして、セロトニンを多く分泌させることは、質の高い睡眠にもつながります。成長ホルモンを分泌させるための「質の高い睡眠」を得る手段もまた運動だったわけですが、これについてはこのあとでより詳しく説明します。

GUIDE
2

運動は不眠やネガティブ思考を改善する

睡眠と運動はどちらを優先するべきか?

私たちは睡眠を削ってまで運動をするべきでしょうか。

おかしな問いのようですが、時間には限りがあります。運動がそんなにも健康にいいのであれば、朝30分ほど早く起きて（睡眠を削って）、体を動かした方がいい、と考える人がいるかもしれません。

答えはNOです。そもそも、第2章で触れたように、肉体的・精神的コストの高い行動は習慣化しづらいです。早く起きるのも、睡眠を削るのも、運動するのも、普段していなければすべてしんどいこと。このようなムリな計画は立てないようにしてください。

まあ、感覚的には当たり前に思われることですよね。それだけでなく、睡眠不足はメンタルにも、体にも、非常に悪いのです。

まず、慢性的な睡眠不足は「日中の眠気」や「意欲低下」「記憶力減退」など、メンタルの機能低下を引き起こします。そして、こうした影響は肉体にも現れます。成長ホルモンの働きのように、体内のホルモン分泌や自律神経系にも大きな影響を及ぼすのです。

一例として、睡眠不足だと、人は太りやすくなります。まさに踏んだり蹴《け》ったりですが、残念ながら医学的な事実です。

こんな実験があります。健康な人が10時間たっぷりと眠った日と比べて、寝不足（4時間睡眠）が2日間ほど続いた場合、食欲を抑えるホルモン（レプチン）の分泌が減少し、逆に食欲を高めるホルモン（グレリン）の分泌が促進されたのです。食欲が増大し、当然、太りやすくなります。これが続けば、糖尿病や心臓病など、いわゆる生活習慣病のリスクも高まります。

日本人の約2割は夜勤があるシフト制の勤務に従事していると推計されています。このときに生じる体内時計と生活時間との間のズレも、太りやすくなる理由の1つです。例えば、夜中には体内時計を調節する「時計遺伝子」の1つであるＢＭＡＬ-1遺伝子が活性化しますが、この遺伝子が作り出すたんぱく質は「脂肪を蓄積し分解を抑える」という作用を持っています。**「夜に食べると太る」という経験則には、科学的な裏づけがある**のです。

夜勤のように、忙しい生活の中で、仕方なく睡眠不足に陥っている人も多いことでしょう。これも、本書でLISTトレーニングを勧めている理由の1つです。もしあなたが睡眠不足なら、必要のない長時間や高強度のトレーニングは止めて、眠りましょう。

不眠は「習慣的な運動」で改善できる

日本では、なんと**成人の21・4%が不眠を自覚しています**。これは日本人4000人を対象にした2000年に発表された研究[★23]によるもの。それだけでなく、成人の14・9%が日中の眠気に悩み、6・3%が寝酒あるいは睡眠薬を常用していることがわかっています。

そして実は、不眠が気になりだすのは、まさに〝健康クライシス〟のタイミング。不眠症は小児期や青年期に起きることは珍しく、20～30代で始まり、中年以降で急激に増加し、40～50代でピークになります。
不眠症には入眠障害（寝つけない）、中途覚醒《かくせい》（途中で起きてしまう）、早朝覚醒（早朝に起きてしまう）、熟眠障害（深い眠りにつけない）の4つがあります。このうち「寝つけない」のイメージが強いかもしれませんが、実際には中途覚醒の割合が多く、年齢を重ねるごとに増加します。

不眠もまた、現代においては「国民病」。では、どんな対策があるかというと、これも運動です。国内外の大規模な調査において、運動をする人には不眠が少ないことがわかっています。中でも、睡眠の維持に効果があるのは「習慣的な運動」。まさに本書のテーマです。

運動により得られる睡眠への効果は大きく「寝つきがよくなる」「深い睡眠が得られる」の2つです。特に、普段から不眠がちな人ほど、運動による効果が大きいことがわかっています。ただし、激しい運動は逆に睡眠を妨げます。負担が少なく、長く続けられる、LISTのようなトレーニングがおすすめです。
また、せっかく運動をするのであれば、その効果を最大限、引き出したいもの。とすると、タイミングも重要です。

不眠の解消に効果的な運動のタイミングは、夕方から夜（就寝の3時間くらい前）の運動だと言われています。というのも、睡眠は脳が〝クールダウン〟するときに出現しやすくなるためです。

寝つく数時間前に運動をすると、脳の温度が一時的に上がります。そうすると、布団に入ったとき、脳の温度が運動をしないときよりも大きく下がります。この脳の温度差が大きいほど、快眠が得られやすくなるのです。就寝直前の運動は、脳の温度が上がったまま下がりにくくなるので、その点でも勧められません。

もう1つ、古くて新しい方法として、近年は「パワーナップ」などとも呼ばれる、昼寝もおすすめです。昼寝をすることにより、結果的に日中の身体活動量が上がり、軽度の運動をしたのと同じことになり、夜によく眠れるというメカニズムです。

運動は「うつ思考パターン」をブロックする

運動はあなたに自信と、心が穏やかな状態、質の高い睡眠をもたらします。これらは相互に関係していて、切っても切り離せません。

こう聞くと、特に最近、運動をしているはずのトップアスリートたちが、立て続けに精神の不調に悩まされていることを告白した、というニュースを思い出すかもしれません。そう、**やみくもに運動しても、メンタルヘルスが改善されるわけではない**のです。

まず、**メンタルヘルスを改善するための運動では、運動量・強度ともに上げる必要はありません。**

アメリカで約120万人を対象に4年間追跡した大規模な研究[★24]では、運動量が多くても、必ずしもメンタルヘルスに良い効果が得られるとは限らないことが示されました。この研究では、メンタルヘルスには運動の種類や期間、どのくらい頻ぱんに行うかが関係していました。また、27人の子どもを対象にした別の研究[★25]では、5週間にわたり定められたメニューで身体活動を増やしたところ、低~中強度の運動メニューは、高強度のメニューよりも不安などの改善が大きいという結果になりました。

どんな運動がメンタルヘルスを改善するのか分析した研究[★26]もあります。この研究では、**レクリエーションのような余暇の身体活動や、移動のための身体活動は、メンタルヘルスにプラスに働く**ことがわかりました。

もう1つ、これが面白い結果なのですが、マニュアル化された身体活動は、メンタルヘルスにむしろマイナスに働くことがわかったのです。「マニュアル化された身体活動」とは、例えば肉体労働の荷運びのような、身体活動量は多いけれど、レクリエーションのような楽しみはない、義務的なもの、と説明できます。

この結果を解釈すると、つまり、楽しんでする運動と、そうでない運動では、メンタルヘルスに与える影響が大きく変わる、という可能性が浮き彫りになってきます。実際、運動を習慣化させるモチベーションは「主観的な楽しさ」であるとする専門家もいます。

この理由を、うつ状態になりやすい思考パターンに求める説もあります。うつ状態になりやすい思考パターンとは「回避・反芻《はんすう》が多い」こと。それぞれ精神医学の用語で、回避とは「イヤなことをあらかじめ避けること」、反芻とは「イヤなことが起きた原因や結果について何度もくり返し考えること」。そして、運動はこのうつになりやすい思考パターンをブロックしてくれるのです。

運動が好きになれる人、そうでない人の違い

運動が好きになれる人と、そうでない人を分けるものは何なのでしょうか。

そのポイントが前述した「主観的な楽しさ」だとする研究が、[★27]２０２２年2月に発表されました。

研究は広島大学精神神経医科学の香川芙美《かがわふみ》さんらのグループによるもの。この研究でわかったのは、「楽しさ」を感じて運動をしないとメンタルにいい影響を与えないこと、同じ運動をしても「楽しさ」を感じるかは個人差が大きいこと、そして、「楽しさ」を感じにくい人は「回避・反芻が多い」うつ思考のパターンをしていたことです。

同グループは「メンタルヘルスを維持するためには、単に活動の量を増やすだけでは不十分で、活動に伴う楽しみに気づき、楽しみを伴う身体活動を実践することが重要である」とコメントしています。

でも、「楽しくない」ものを「楽しめ」と押し付けたところで、人はそれを楽しめるわけがありませんよね。２０１９年の『国民健康・栄養調査』によれば、運動習慣の改善について、「関心がない」「やる気がない」という人の割合は、男性で37・8%、女性

で37・4%に上ります。**運動が「楽しくない」人は4割で、むしろ多数派です。**

その理由として多かったのは「仕事や家事などで忙しい」「面倒くさい」。「忙しい」ときにムリをすると、心が挫《くじ》けやすいのでおすすめしません。ここで気になるのが後者の「面倒くさい」。私自身の経験を振り返っても、これが一番の難関です。

というのも、私たちをロボットにたとえると、運動習慣がない状態というのは、**運動をするための装備（筋肉）も、バッテリー容量（体力）も足りない状態**です。そんな状態のロボットに運動をさせようとしても、すぐに故障してしまうか、エネルギー切れを起こしてしまうでしょう。

ロボットは故障やエネルギー切れまで動き続けますが、人間には心があります。このような場合、精神的な防御反応として「面倒くさい」と予防線を張ってしまうとも考えられます。

運動とは本質的にコストを先払いする行動です。「ずっと健康でいるために運動をする」といったように。そして、運動の楽しさには個人差があり、感じにくい人がいるのは、広島大の研究で示したとおりです。したがって、運動は潜在的に一定の割合で、確実に「面倒くさい」と感じられてしまうリスクがあるのです。

本書では、これを根本的に解決するための〝特効薬〟を用意しました。それが運動それ自体に別の「楽しさ」を追加してあげること、つまり「推しを作る」ことです。

GUIDE 3

「面倒くさい」には「推し」が効く

BTSがもたらした「もう1つの革命」

コロナ禍も落ち着いてきた先日、3年ぶりに会った同世代の女性の友人が、「筋トレを始めた」と言うので驚きました。運動が好きなタイプではなく、どちらかと言うと筋トレが好きなタイプの人間を「脳筋」と斜めに見るタイプだったからです。

何事かと尋ねると、そもそも年齢を重ねて、好きな服を着るためにも（ここにも「好き」が出てきますね）ボディメイクの必要性が身に染みてきたそう。

そんな折、彼女に衝撃を与えたのが、世界的人気を誇る韓国発の男性アイドルグループBTS（防弾少年団）が公開した、いわゆる筋トレ動画だったのです。

2022年5月、BTSの所属レーベルが公開した新しいYouTubeの動画で、メンバーからのメッセージやトレーナーたちによる指導を交え、BTSらが健康的なライフスタイルを維持するための運動の重要性を強調したことは、世界的なニュースになりました。

そして、私の友人のように、この動画をきっかけに筋トレを始める人が続出したのです。

うち1つの動画で、メンバーのRMは「僕の妹も僕が家に帰ると一生懸命YouTubeのホーム・トレーニング・ビデオを真似していて、かわいい。運動をして健康を意識してほしいし、1年でも早く始めるほど運動はいいと思う」とコメント。動画は約15分で、各種トレーニングが紹介されている他、メンバーが楽しく運動している様子や、ふざけ合うなどしている映像も取り入れられています。これだけといえばこれだけですが、運動習慣がないファンに、筋トレのハードルを下げる効果は十分でした。

私などが半端な知識でBTSを紹介することを、ファンの愛称であるARMYのみなさまに許していただきたいのですが、BTSは2013年6月に韓国で、日本では2014年にデビューしたアイドルグループです。2020年8月に発売した楽曲『Dynamite』はアメリカの「ビルボードホット100」で2週連続1位を獲得。名実共に世界的アイドルグループになりました。まさに社会現象と呼ぶべき広がりで世界を席《せっ》巻《けん》したのです。

ＡＲＭＹの中には、ＢＴＳと出会って、音楽や韓国語だけでなく、メンバーの関心領域である絵画などの芸術や、心理学、歴史や政治まで学んだという人も多くいます。そんなＢＴＳが筋トレ動画を公開したのだから、その影響は計り知れません。それは、**運動ギライだった私の友人をも動かした**ということになります。

「推し」は最強のソリューションである

運動自体が楽しくないのであれば、運動に他の楽しみを加えればいい。

運動する報酬になるようなものを指す、インセンティブ（動機）という言葉がありますが、「好きなアイドルのおすすめ」というのは、それだけで「面倒くさい」を軽々と越えるパワーのあるインセンティブであることが、ＢＴＳの事例からもわかります。

ここで**ヒントになるのが「推し」という概念**です。

かつてはアイドルファンなどの間で使われることが多かった「推し」という言葉ですが、現在は日常語にもなっています。「推ししか勝たん」などのフレーズは、今や普通に使われる言葉です。

「推す」の原義的なアイドルや、マンガやアニメなどのキャラクターのファン活動を考えてみます。ここでのポイントは、「好き」が高じれば、「面倒くさい」というコストの問題を超え、たとえ忙しくても時間を作ってその活動をするようになる、ということです。

そして、近年「推し」という言葉とセットのように使われる「尊い」という言葉は、精神的な充足感＝「気力」を得ているとみることもできます。これだけで、まえがきで説明した健康になるための課題である「時間と気力」の問題をクリアしてしまうのです。

今やYouTubeにはたくさんの「筋肉系」「フィットネス系」YouTuberがいて、まさしく「推されて」います。いわゆるインフルエンサーたちがトレーニングの前後や、最中の姿をアップする姿を見かけたことがある人も多いでしょう。BTSのような規模感ではなくとも、個人が「推し」「推される」関係の中で継続して発信できるシステムが出来上がっているのです。

NHK『みんなで筋肉体操』の指導者で、順天堂大学スポーツ健康科学部先任准教授である谷本道哉《たにもとみちや》さんの人気も、ある意味で筋トレにおける「推し」文化の表れです。

「筋肉は裏切らない」のような名ゼリフ、逆三角形を絵に描いたようなビジュアルがフックになって、筋トレを始めたという人も多いはずです。

近年のフィットネスプロデューサー・AYAさんの人気も、それを象徴しています。TV出演や著名人のパーソナルトレーナーとしての活動も目立ちますが、一般トレーニーたちへのトレーニングの指導も続けています。自身も日々、負荷の高いトレーニングに勤《いそ》しみ、その日常をSNSで公開することで、ファンを作るフローが成立しています。

インフルエンサーと呼ばれる人たちは、再生回数が生活に直結するせいか、どこか〝ビジネスっぽさ〟を感じてしまうのも正直なところです。しかし、ことフィットネスに関しては、彼ら彼女らは率先して体を鍛え、私たちを励ましてくれています。その説得力、「口だけではない」というところが、「推せる」ポイントにもなっていると考えられます。

運動でも「会いに行ける推し」が見つかる

一方、こうしたインフルエンサーが台頭する以前から、いわゆるスポーツジムの中にも「推し」の概念を取り入れ、基盤を確立しているところがあります。それが、いわゆる「暗闇フィットネス」と呼ばれる業態。クラブのような空間の中、爆音で流れるヒット曲に合わせてバイクを漕ぐ・筋トレをするなどのエクササイズをしたり、ボクササイズをしたりするものです。

中でも暗闇バイクエクササイズの発祥は2000年代の米ニューヨークとされ、その文化を2012年6月、日本に持ち込んだのが「FEELCYCLE」でした。運営のフィールコネクション社によれば、2022年6月に10周年を迎えた同サービスは現在、全国に約40店舗を構え、会員数は都度利用を含め約16万人いるということです。

この流れに呼応するように、2016年には暗闇ボクササイズの「b-monster」が日本に誕生しました。こちらもニューヨークで流行していた業態を、国内に持ち込んだもの。

注目するべきポイントは、インストラクターを中心にした「推し」の文化が形成されていることです。これはファンダム（熱狂的なファンによる世界や文化）と言い換えることもできます。

スポットライトを浴びるアイドルでもあり、同時にスタジオスタッフでもあるインス

トラクターとのコミュニケーションを楽しむ利用者も多くいます。インストラクターは利用者の情報、例えばダイエット目的、音楽が好き、スポーツ経験に乏しいなどを把握し、接客。**利用者にとって、インストラクターは「会えるアイドル」に近い存在**。まさに「推し」です。

レッスンは他のフィットネスと比べても強度が高くなっていますが、ステージ上でパフォーマンスをするインストラクターの魅力や、スタジオでのインストラクターとの日常的なコミュニケーションにより、レッスンを受けたり頻ぱんに通ったりして運動が習慣化するインセンティブが生じることになります。

ＳＮＳにはしばしば「推し」への熱い想いが書き込まれ、リピート率を高めています。一般的なジムでは幽霊会員が8割などと言われますが、ＦＥＥＬＣＹＣＬＥでは逆に8割が月に1～2回以上利用するそう。２０１９年には幕張《まくはり》メッセで1万人規模のライブイベントを開催、２０２２年にも同様のイベントの４０００枚のチケットが約10分で完売するなど、フィットネスの域を超えた存在になりつつあります。利用者から見れば、「推し」のレッスンを目当てに通い続けることで、気づくと運動習慣が身についた状態に。**この業態にハマりさえすれば、放っておいても健康になっていく仕組み**です。

人を健康にする「推し活」という新常識

「推し」と運動の相性の良さは医学的な理論でも説明できます。

人が体に良い行動をするために必要なものを示す「健康行動理論」。それによれば、運動を続ける要因は以下の7つです。

Ⅰ　運動をすることが自分にとって本当に「良い」ことだと思うこと
Ⅱ　運動をうまく行えるという「自信」があること
Ⅲ　このままでは「まずい」と思うこと
Ⅳ　運動をする上で「妨げ」が少ないこと
Ⅴ　「ストレス」とうまく付き合っていること
Ⅵ　運動をする上で周りから「サポート」が得られること
Ⅶ　健康になれるかどうかは社会的要因や運もあるが、自分の「努力」によっても左右されると思うことこれらと照らし合わせながら、運動における「推し」の効果を分析してみましょう。

まず、運動とセットで推しのパフォーマンスを観ることができたり、会えたりします。ファンにとってそれは「本当に『良い』こと（Ⅰ）」でしょう。逆に、運動をしないと推しを観られない、会えないため、「このままでは『まずい』（Ⅲ）」のも明白です。

推しは運動を紹介・指導したり、フィットネスのインストラクターだったりするので、「運動をする上での『サポート』（Ⅵ）」がむしろ本業。「会える」インストラクターについては、日々のコミュニケーションで「運動をする上での『妨げ』（Ⅳ）」を発見し、それを解消する方向に導くことができます。また、推しの指導に合わせて運動をすることで、「『ストレス』とうまく付き合うこと（Ⅴ）」ができるのも大きなポイント。

それだけでなく、ファンの経時的な変化にも注目し、レッスン毎に褒めたり、励ましたりといった推しからのサポートは、「運動をうまく行えるという『自信』（Ⅱ）」にもつながります。こうして通い続ければ結果的に「健康」に近づいているため、「自分の『努力』によっても左右される（Ⅶ）」という自信もつきやすくなる、という効果が。

整理すると、**推しは運動のインセンティブになる**だけでなく、特に「会える」インストラクターのいる暗闇フィットネスはⅡとⅣの面でサポートを得られ、有利だと言えます。流行《はや》りの「推し活」には、人を健康にする効果すらあるのです。

[推しはすべてを解決する]

運動すると……… 会える！（いいこと）
運動しないと…… 会えない（まずいこと）

↓ ジムに行く

- 推しにサポートしてもらえる
- 運動の妨げ解消を手伝ってくれる
- ストレスを推しとの運動で解消できる

↓ 運動をがんばる

- 推しにほめてもらえる……自信 UP
- 自分の努力で健康になれると実感

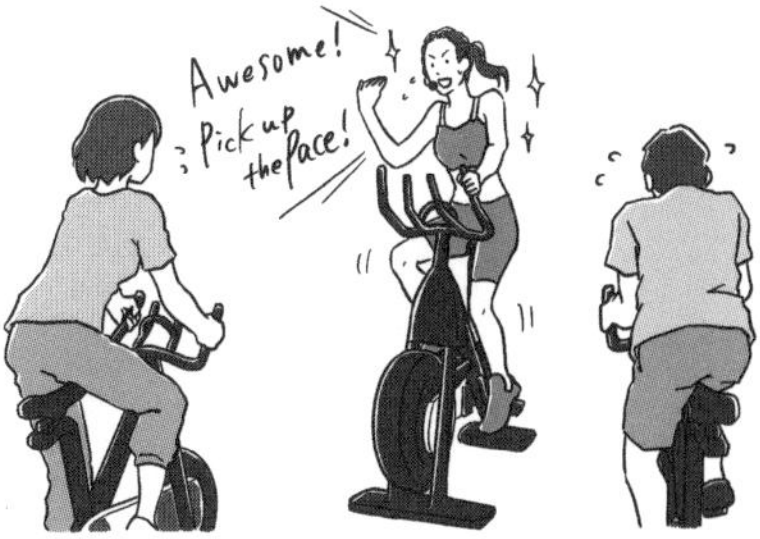

GUIDE 4

「メンタルのくせ」を把握する

健康診断の「あの質問」には理由がある

健康診断の問診票に「1カ月以内に運動をしようと思っている」といったQを見かけることがありますよね。実際には思っていようがいまいが、面倒ごとを避けるために「思っている」にチェックをつけてしまうわけですが、実はあれ、医学理論に基づいた質問なのです。

人が「面倒くさい」を乗り越える、医学的な言葉では「行動変容」するためのモデルがあります。1980年代前半に禁煙の研究から導かれたモデルですが、その後、運動など健康に関する行動について広く研究されているものです。

それによれば、人が行動を変える場合は「無関心期（6カ月以内に行動を変えようと思っていない）」「関心期（6カ月以内に行動を変えようと思っている）」「準備期（1カ月以内に行動を変えようと思っている）」「実行期（行動を変えて6カ月未満である）」「維持期（行動を変えて6カ月以上である）」の5つのステージを通ります。

だから問診のあの手の質問は「1カ月以内」とか「6カ月以内」とか、こちらからするとよくわからない期間を刻んでくるのです。

さて、本書を読んでいるあなたは、いまどこにいるでしょうか。それぞれのステージごとにとるべきアクションは次のとおりです。

▼無関心期には「運動をすることのメリットを知る」「このままでは『まずい』と思う」
▼関心期には「運動をする自分をポジティブにイメージする」
▼準備期には「身体活動をうまく行えるという自信を持ち、身体活動を始めることを周りの人に宣言する」
▼実行期には「不健康な行動を健康的な行動に置き換える」
▼維持期には「身体活動を続ける上で、周りからのサポートを活用する」「身体活動を続けていることに対して『ほうび』を与える」

本書を読んだことで、みなさんは今、すでに1つずつ、このステージを上がっています。**無関心期・関心期には正しい知識**が、そして、**準備期と実行期には第3章の20日間プログラム**が役に立つからです。このプログラムを終えた、**維持期には「推し」によるサポートや「ほうび」**が必要であることを紹介しました。

一方で、このステージは〝逆戻り〟する場合も。なぜ、ドロップアウトしてしまうのでしょうか。その理由の1つが、**自らのメンタルのくせ**です。

むやみに階段をイヤがる「肥満思考」

私の実体験から説明しましょう。体重が115キロだった頃、私は階段が大キライでした。そのこと自体は別に不思議でもなんでもないのですが、**私は階段がキライすぎるあまり、ナゾの行動を取っていた**のです。

ナゾの行動とは、街を歩いているときに「目の前の歩道橋を避けて、だいぶ先の横断歩道まで歩く」というもの。パッと歩道橋を上ってしまった方が、時間も短く、何なら消費カロリーも低そうな場合でさえ、数百メートルも大きな体を揺らして、えっちらおっちら歩いていたのです。

これは「時間選好率」という言葉で説明することができます。中央大学名誉教授の古《ふる》郡《ごおり》鞆《とも》子《こ》さん・同大経済学部准教授の松浦司《まつうらつかさ》さんの『肥満と生活・健康・仕事の格差』（日本評論社）では、肥満者について以下の傾向を紹介しています。

> 一連の研究では、肥満者は（中略）時間選好率が高い傾向があることが報告されている。時間選好率が高いということは、今日食べたり、飲んだりして得られる満足度を、将来健康であることの満足度より高く感じてしまうことを指す。

ハッとした人も多そうです。簡単に言えば、肥満者は未来の利益よりも目先の利益を優先してしまう傾向がある、ということです。これは第1章で紹介した損失回避の法則と似ていますね。つまり、肥満は人間がもともと持っているこうした傾向を強めてしまうのです。

階段がキライな理由が「疲れたくない」なのだとしたら、結果的に歩く距離や時間、運動量、消費カロリーが増える行為（＝遠くの横断歩道まで歩く）は本末転倒です。それでも、後者を選んでしまうのですから、それだけこの「肥満思考」とでも呼ぶべきものは強固なのです。さらに、ここに学歴や所得、職業、人とのつながり、政策、文化、景気なども影響しています。

本章では「うつ思考」も紹介しました。このように、思考のくせは不健康を生み、不健康がさらに思考のくせを強めてしまいます。私たちが健康になるためには、どこかでこの負のスパイラルを断ち切らなければならないのです。

そのためには、新しい習慣をつけるためのコスト、それも今の習慣を続けたい欲を抑えてまで目先の利益のないことをするのに十分なサポートやインセンティブが必要になります。これは個人の意思の力だけではどうにもならないことなので、メンタルを変えたいなら、別のアプローチをする必要が出てきます。

健康になるのに必要な意思は「3割だけ」

健康になるには「意思の力ではなく、環境を変えることが必要」だと紹介しました。

これはどんな根拠によるものかというと、例えばマンチェスター大学のトーマス・ウェッブさんらが複数の研究を分析した結果によれば、運動習慣をつけようとするとき、人の意思の影響は3割に止《とど》まることがわかっています。残りの7割は環境などその他の要素でした。だとしたら、です。意思の力は3割でいいとも言えるのではないでしょうか。

人は健康になろうとするとき、意思の力を100％発揮しようとして、失敗します。私が好きな心理学の概念に注意容量理論があります。これは、人間が気を配れる容量には限界があり、集中すればそれを大量に消費し、並行して複数のことに気を配っていると知らないうちに減っていく、というものです。健康になろうとするためのアクションにもこのことが言えて、仕事が忙しくなれば健康は疎《おろそ》かになるし、例えば友だちの結婚式の余興の準備をしていればその分、健康に気を使えなくなる、というものです。健康になるためのアクションが失敗するのは、いきなりたくさんの注意容量をそのアクションに充ててしまうから、とも考えられるのです。

もしそれが3割でいいとしたら。そして、その残った意思の力を、環境を整備することに使えたら。環境自体にコロナ禍のような大きな変化が訪れても、余裕が残っているため、対応できるようになるはずです。これもまた、広義の予備力と呼べるでしょう。

人の健康に影響を与える環境とはどのようなものかを研究するのが、第1章で簡単に紹介した社会疫学です。京都大学医学部教授で、社会疫学を研究する近藤尚己《こんどうなおき》さんは「健康は、学歴や所得、職業、人とのつながり、文化、景気の影響を受けます」と説明します。

学歴は健康についての正しい知識を持っているかどうかに影響します。例えば、たばこを吸い続けることで、肺の生活習慣病とも言われているCOPDという病気になりますが、これは常に溺《おぼ》れているような非常に苦しい思いが死ぬまで続く、つらい病気です。喫煙によりCOPDという病気になることを知っているかどうかは、文字どおり、生死を分けるのです。

所得が低いと、例えば食事が炭水化物中心に偏り、腹囲やBMI、血糖値、中性脂肪などの値が高くなることが明らかになっています。また、学歴や所得が高くても、例えば残業などでストレスが多いと「不適切な食事の量と質」や「喫煙」「多量飲酒」「運動不足」などのリスクにつながり、病気になったり、死亡したりすることもわかっています。

環境とはこのように、学歴や所得、ストレスといったものですが、これらは変えることが難しく、救いがないようにも感じます。

もちろん、社会疫学の研究者たちもそのことは重々承知していて、その上でできる対策を推奨しています。そこで登場するのが「ナッジ」という概念です。

ポケモンGOとノーベル賞にみる習慣化の極意

社会疫学で明らかにされた救いのない事実から、運動不足の人がただ「もっと運動するべきだ」と言われても、運動習慣がつかないことがわかります。

そこで近年、注目されているのが「ナッジ理論」。ナッジとは提唱者であるリチャード・セイラーさんがノーベル経済学賞をとったことで有名になった「そっと後押しする」ことを意味する行動経済学の言葉です。社会疫学では「本人に自覚がなくてもいつの間にか健康になっている状態」を目指す取り組みのことを指します。

例えば「距離は短いが歩道がなく危険なので車で移動せざるを得ない道」があるとします。そこに歩道を整備すれば「歩こう」というインセンティブになり、これをハード面でのナッジと呼びます。道路のようなインフラの形を変えてしまえば、どんなに運動が面倒くさくても、人は行動を変えざるを得ないのです。

ナッジのいいところは、学歴や所得などの社会経済状況に関係なく、みんなが健康になることです。学歴や所得があってもなくても、その方が便利であれば、前述の道を歩くでしょう。

とはいえ、〝道〟のようなインフラの例＝ハード面のナッジは、あまり再現性がありません。そこで近年、注目されるようになったのが、ソフト面のナッジです。

例えば、２０１６年頃から流行している『ポケモンＧＯ』は、ゲームのプレイ要素の中に「歩行」「移動」を盛り込んでいます。『ドラクエウォーク』も同様です。これらのゲームが楽しくて好きになればなるほど、人は自然と歩くようになり、健康にもいい影響があるということになります。これがソフト面のナッジの例です。

特にゲームは、「ゲーミフィケーション」という概念があるように、それ自体が楽しく、習慣化に果たす役割が大きいものです。「夜中までゲームをしてしまった」があり得るように「昨日はポケゴーのために20キロメートルも歩いた」があり得るのです。

３割の意思の力の使い道が見えてきました。「推し」でもいいし、『ポケモンＧＯ』でも『ドラクエウォーク』でもいいので、「楽しくて好きになるもの」を３割の意思の力で探すことです。世の中にはこうしたナッジの性質を持つレクリエーションが無数にあり、それが「趣味」と呼ばれてきました。趣味であれば、環境が変わっても、自発的に続けたいと思えるはず。習慣化の極意は、つまり、趣味化だったのです。

たかがゲームと思うことなかれ。なんと、コロナ禍を経た今は、フィットネスをテーマにしたゲームが世界的にもブームで、たくさんの人が健康目的でゲームをしているのです。この面白い現象については、第5章で詳しく報じます。

CHAPTER 5

「いい体」と言われるためのルーティン

ROUTINE 1

スマートな体の作り方

垂れたお尻を上げるには

第4章では、まず、運動に秘められた、不眠や不安、うつ状態を改善し、強メンタルが手に入るという効果、そしてそれを最大限に引き出すためのポイントを紹介しました。そして、このメンタルに関係する「楽しさ」が、運動の習慣化にも大きく影響することを明らかにしました。楽しさはゲームからも、あるいは、近年バズワードとして取り上げられる「推し」からも得ることができます。このように、さまざまなルーティンにアンテナを張り、今の自分のステージに合ったものを取り入れてみてください。

第5章では、みなさんと一緒に、次のステージに移っていきます。それが、第3章の20日間プログラムを遂行することによって生まれた余裕を使って、新しい目標に挑戦することです。この余裕は、第2章で紹介した予備力と言い換えることもできます。新しいことを始めるには、現状に物足りなさを感じていることが条件。予備力が育《はぐく》まれた今、まえがきで書いた「見るからに健康そうな人」になることを目指してみませんか。肌ツヤが良く、頬がシュッとしていて、お腹もぺったんこ、いつも元気――どうすればそんな人になれるのでしょうか。

「健康になる」は大きなメリットなのですが、それこそ健康診断が終わると、その価値を忘れてしまうこともしばしばでしょう。そこで、本章ではより直接的なメリットとして「『いい体』と言われる」ことを目標にしてみようと思います。

30～40代になると、男女に限らずどうしても崩れてくるボディラインを、いかに戻すか。戻すだけでなく、今を全盛期にできるか。ある意味では永遠の課題なので、運動が習慣化した先の目標としてはちょうどよさそうです。そして、運動をすれば「体の形」を自分の好みに変えられることが、科学的にも明らかになっています。

例えばよく「お尻《しり》に年齢が出る」と言われます。実はこのことについては、科学的な研究がなされており、加齢によるお尻の形の変化には、筋肉が強く関係していることがわかっています。

それが下着メーカー・ワコールの人間科学研究所の研究です[★28]。ワコールは1950～

60年代生まれののべ4万人の女性を最長で30年間以上追跡し、そのデータから、女性の体型の変化を時系列で分析しています。

そこでわかったのは、女性のお尻の形が加齢に伴い「ステップ0」から「ステップ3」へと崩れていく、ということでした。最初は横から見て半円形で垂れていない「ステップ0」。そこから徐々に下部がたわみ（ステップ1）、メリハリがなくなって四角形に近づき、ヒップの頂点が下がります（ステップ2）。やがて側面のボリュームが削《そ》がれて、ヒップが中央に流れる（ステップ3）のです。

お尻の形容として丸みをおびた「桃」がありますが、この変化はまずお尻が垂れて「ピーマン」のようになり、さらに頬がこけて「ムンクの叫び」のようになっていく、と表現されます。皮膚のたるみなど別の理由も関係するものの、主な原因は加齢により筋肉が衰えること。そしてお尻の筋肉は比較的、大きな筋肉に分類され、加齢で落ちやすいため、特に年齢が出やすい部位なのです。

ワコール社の分析によると、このステップの進行が小さかったグループは、多く歩くことを心がけたり、体をよく動かしたりするなど、日常生活での運動強度が高かったそう。そして、筋肉は運動刺激に対して強く大きくなり、その能力は年をとっても保たれるため、筋トレによりステップ3からステップ0に「逆行させていく」ことも可能です。女性のボディビルダーには、見事なお尻の形を保つ50代以上の選手もたくさんいますよね。

そして、お尻以外のボディラインについても、同じことが言えます。

「体の形」は自分の好みに変えられる

「ボディメイク」という言葉がよく使われますが、その要素を分解してみると、「余計な部位の脂肪をなくす」「希望の部位に筋肉をつける」の2つのステップがあることがわかります。

ここで、残念ながら「部分やせ」はできません。逆に脂肪がつきやすい場所はあって、それがお腹です。内臓脂肪や皮下脂肪がつきやすく、太るとすぐにお腹が出てくるのは、みなさんが知っているとおりです。消費カロリーが摂取カロリーよりも多い状態が続けば、基本的には全身の脂肪が均等に落ちていき、最後に残ったお腹が引っ込む、という順番になります。

その先も運動をして、食事に気を配ると、お腹の脂肪が落ちきって、いわゆる「シックスパック」、つまり皮膚の下に腹筋が見えてきます。このとき、ボディラインはどうしても細くなるので、胸や背中、お尻、腕など、つけたい部位の筋トレをして、理想の体の形に近づけていくことになります。

言い換えれば、ダイエットについてはカロリーの収支で説明できるものの、**体のデザインは単純なカロリーの足し算・引き算とそれによる体重の増減だけで決まらない**のです。

もう一点、押さえておきたいのが、**「余計な部位の脂肪をなくす」「希望の部位に筋肉をつける」ことは両立しない**ということです。

「有酸素運動をすると筋肉が落ちる」とよく言われますが、これは半分ホント、半分ウソです。なぜかと言うと、人間が活動するとき、まずは糖がエネルギー源として使用されます。血中の糖がまず消費されていくため、いきなり筋肉に影響が及ぶことはありません。また、このとき血中の脂質なども消費されていくことは、第2章でも説明しました。

しかし、こうした血中のエネルギー源は徐々に少なくなっていきます。そうすると、体の脂肪が分解されて血中に脂質が出てくる＝脂肪が落ちるのですが、**同時に筋肉が分**

解されて血中にアミノ酸が出てくる＝筋肉も落ちるのです。体にとっては、血中にエネルギー源を送ることが最優先なので、生物の命が脅かされるエネルギー不足のときは、脂肪も筋肉も変わらないただの貯蔵庫だというわけです。

つまり、より正確に言えば、「脂肪を落とす目的で有酸素運動をするなら筋肉も落ちる」ということになります。これを防ぐためにあらかじめBCAA（アミノ酸）を飲むという手もないことはないのですが、ガッツリ脂肪を落とそうとすれば、やはりある程度は筋肉も落ちてしまう、という覚悟が必要になるでしょう。そこで、まずは有酸素運動と食事制限で脂肪をなくしてから、筋トレで筋肉をつけていく、というのが、ムダのない順番になります。

ウエストマイナス10センチのためのカロリー収支計画

そこで、まずは「余計な部位の脂肪をなくす」ことを本気で計画してみましょう。

メインになるのは有酸素運動と食事制限です。ここで、筋トレは地道に継続することで基礎代謝の面で有利になりますが、やはり短期的な消費カロリーのインパクトにおいては、有酸素運動や食事制限に及びません。有酸素運動については、「いかにこまめな移動や身体活動で消費カロリーを稼いでいくか」が勝負であるというのは、第2章で紹介したとおりです。食事も同様に、無理をすることなく、平均的に量を落としていきます。

例えば、今よりも「ウエストマイナス10センチ」を目標にするとします。第1章で便秘が腹囲を大きくすることに触れましたが、純粋な脂肪燃焼のみで「ウエストマイナス10センチ」を達成しようとすると、どうなるでしょうか。

個人差はあるものの、ウエスト1センチ減＝脂肪1キロ減と言われます。つまり、「ウエストマイナス10センチ」とは「脂肪10キロ減」と同じことを意味しています。実は、わりとハードな目標であることが実感できたでしょうか。これを実現するためには、最初だけ、しっかり計画を立てることが必要です。計画さえ立ててしまえば、あとはそれに沿って、後述するガジェットやアプリの力を借りて生活するだけなので、安心してください。

さて、脂肪10キロを落とすには、一体どれくらいのカロリーをマイナスにすれば良いのでしょうか。ここで、脂質1グラムは9キロカロリーです。しかし、人間の脂肪は「脂肪細胞」という細胞の中に、脂質と水が一緒に蓄えられています。第2章の復習に

組み合わせ技でウエスト -10cm

ウエスト -10cm = 脂肪 -10kg =-72000kcal

↓

1日あたり -400kcal	×	180日	で達成

組み合わせ①

ご飯を小盛りに …… -50kcal
3000 歩歩く …… -100kcal
おやつを控える …… -250kcal

合計 -400kcal

組み合わせ②

風呂掃除とワイパーがけ …… -50kcal
発泡酒ロング缶を控える …… -250kcal
筋トレで基礎代謝 UP …… -100kcal

合計 -400kcal

基礎代謝が上がれば、
何もしなくても
毎日自然と -100kcal

なりますが、このうち脂肪細胞の約8割が脂質で、残り2割ほどは水分。つまり、脂肪1キロであれば、その中にある脂質は800グラムほどで、つまり7200キロカロリーということになります。10キロであれば7万2000キロカロリー。この分、カロリーの収支をマイナスに傾ければ、ウエストマイナス10センチを達成できることになります。

やはり途方もない数字に思われますが、それは期間を設定していないからです。ここでもし、みなさんが健康診断の結果を受け取った後だとしたら。良いタイミングなので「次の健康診断」、仮に半年後を目標にしてみませんか。半年後なら、30日×6カ月で180日の時間があります。7万2000キロカロリーを180日で割って、1日あたりにすると400キロカロリーです。**1日あたり400キロカロリー分、カロリーの摂取と消費のバランスを、消費側に傾ける**、ということです。

私自身、この方法でさらにマイナス5キロ、第3章のルーティンと合わせるとマイナス10キロの減量に成功しています。その実体験から例えば「夕食のご飯を小盛りにする」とマイナス50キロカロリー、「風呂《ふろ》掃除とワイパーがけをする」とマイナス50キロカロリー、「3000歩を目標に歩く」とマイナス100キロカロリー、「おやつのどら焼きを控える」とマイナス250キロカロリー、「発泡酒のロング缶を飲むのを止める」とマイナス250キロカロリーといったように、複数の方法を組み合わせていくのが戦略。また、週2回の頻度で3カ月間の筋トレを続ければ、3カ月以降は何もしなくても1日マイナス100キロカロリー基礎代謝で消費されるので、ラクになります。

筋肉別「見た目」に与える効果

こうして「余計な部位の脂肪をなくす」ことができたら、今度は「希望の部位に筋肉をつける」のスタートです。しかし、全身の筋肉は大小約400個もあります。いきなり希望の部位と言われても、ピンと来ない人がほとんどでしょう。その場合はまず、「大きい筋肉から鍛える」と覚えてください。大きい筋肉を鍛えれば、自然とその周囲にある小さい筋肉も鍛えられます。その中でも特におすすめなのが、第3章で鍛えた次の筋肉です。

▼大胸筋：胸の大きな筋肉。男性であれば厚い胸板になり、女性であればくぼみやすいデコルテに張りを与え、バスト位置を引き上げる効果も。

▼腹直筋：いわゆる腹筋。お腹の中央かつもっとも表面にある。「シックス

パック」や「縦線」が出やすくなり、ぽっこりお腹を物理的に引き締めることもできる。

▼広背筋：背中の大きな筋肉。上半身のすっきりとした印象や、さらに鍛えればいわゆる「逆三角形」のボディラインを作ることが可能。

▼大腿《だいたい》二頭筋～大臀《だいでん》筋：太もも裏～お尻の大きな筋肉。脚の引き締め、ヒップアップ、また姿勢を維持して将来のケガや病気を予防することにもつながる。

ボディメイクは体にメリハリを作ることでもあります。

私はまえがきで「見るからに健康そうな人と、そうじゃない人は、何が違うのか」と書きました。見た目に大きな影響を与えるのは、このメリハリがあるかどうかです。

もし、「余計な部位の脂肪をなくす」ことをしないまま、「希望の部位に筋肉をつける」ことをしようとすると、どうなるでしょうか。そうすると、ただ全身が大きくなったように見えて、せっかく努力しているのに「太った？」と聞かれかねません。逆に「余計な部位の脂肪をなくす」ことだけをして、「希望の部位に筋肉をつける」ことをしないと、ガリガリでかえって不健康に見えてしまいます。

太り過ぎだけでなく、やせすぎもまた、健康には大きなリスクであることは、この機会に指摘しておきます。正しい知識をもとに、第3章の20日間プログラムや本章のウエストマイナス10センチのための半年間のカロリー収支計画を実践し、健康的な生活が習慣化されて初めて、それぞれの理想の見た目が手に入るのです。

こう説明すると、ハードルがかなり高いように感じられてしまうかもしれません。実際、ひと昔前まではそのハードルはかなり高く、それゆえにボディビルダーやフィットネスモデルは稀有《けう》な存在だったのです。ところが、現在は後述するようなガジェットやアプリの登場により、「理想の見た目」はだいぶ手に入りやすくなっています。恐れずに、貪欲《どんよく》に、進んでいきましょう。

ROUTINE 2

運動のコスパを上げる科学的アプローチ

なぜ私たちの努力は報われなかったのか

本書をここまで読み進めてきたみなさんは、実は自身が「体のことをあまり知らない」ということに気づいたのではないでしょうか。そう、**「運動習慣がない」ということは、翻っては、「体について考える機会が少ない」ということでもある**のです。これは私自身の反省でもあるのですが、その結果、科学的に誤ったダイエットやトレーニングに手を出してしまい、なけなしの時間や気力をムダにしてしまうことも起こります。

それを防ぐためには、有酸素運動にしろ筋トレにしろ、使われる「筋肉」についてもっと知っておく必要があります。

早速ですが、筋肉には「3つの原理」があります。

最初にひとまず紹介してしまうと1つ目が「過負荷の原理」、2つ目が「特異性の原理」、3つ目が「可逆性の原理」です。

そして、私たちは意外なことに、これらの原理から外れたことをしてしまいがちです。

「過負荷の原理」は「一定以上の負荷を身体に与えないと、効果は得られない」ということ。その強度の最低ラインは「日常生活の中で発揮する力」です。**普段、使う以上の能力を使わなければ、能力が増すことはない**と言い換えることもできます。

「1日1回3秒」の筋トレをするときも、運動の置き換えとして風呂掃除をするときも、普段の力の強さや動きの大きさよりは「より強く、より大きく」を意識するべき、ということです。

「特異性の原理」は「運動をしているときのエネルギー経路や筋肉の使われ方と関係する能力が強くなる」ということ。当たり前のことですが、**例えば毎日3キロメートルのジョギングをしても100メートルのダッシュは速くなりません。**

それなのに、私たちはこの原理を無視した期待をしてしまいがちです。「余計な部位の脂肪をなくす」なら有酸素運動だし、「希望の部位に筋肉をつける」なら筋トレなのです。それをごっちゃにしてしまうと、ダイエットやボディメイクは失敗してしまいます。

「可逆性の原理」は「せっかくトレーニングにより得た効果であっても、中断し、放っておけば失われてしまう」ということです。**ちょっとした挫折《ざせつ》なら許容範囲ですが、中断したまま1カ月も経てば、元に戻ってしまう**ことは避けられません。

これまで自己流で失敗した経験がある人は、このあたりに理由があると言えます。

運動のコスパはもっと上げられる

これら「3つの原理」を踏まえた上で、運動の効果を最大限に得る＝コスパを上げるために知っておくべきなのが、「6つの原則」です。せっかく限りある時間や気力を投資するのですから、ムダにしたくはないですよね。運動をするときは以下のポイントを頭に入れておくようにしてほしいのです。

❶意識性の原則：運動ではよく「フォームを意識せよ」と言われますが、この〝意識〟によって運動効果が高まります。トレーニングの動作や負荷のかかる部位、その目的を意識することにより、ムダのないトレーニングが

できるようになります。

❷全面性の原則：運動を続けていると、どうしても好きなトレーニングとそうでないものが出てきます。しかし、こうした偏りはボディバランスの崩れやケガにつながるおそれがあるもの。例えば全身持久力や筋力だけでなく、柔軟性やバランス能力も大事です。

❸専門性の原則：目的にあったトレーニングをしないと効果はありません。例えば筋トレでは、筋力を上げたいなら高負荷で6～8回程度、筋肉量を増やしたいなら中負荷で10回、筋持久力を上げたいなら低負荷で15～20回と、適したアプローチが異なります。

❹個別性の原則：個人の体力、筋力、性格などに応じたトレーニングを行わなければなりません。運動不足の人がいきなり10キロメートルのジョギングを、筋トレ初心者が100キロでスクワットを、それぞれ始めるべきではないのに、往々にしてそれが起こりがちです。

❺漸進性の原則：正しくトレーニングを続けていると、体力や筋力がアップします。それに応じて、トレーニングの強度やボリュームも段階的にアップさせないと、同じ負荷ではそれ以上の成長がなくなってしまうのです。

❻反復性の原則：トレーニングは、ある程度の期間、規則的に繰り返すことで効果が上がります。それは、繰り返しによりテクニックも上がるから。テクニックとは悪いことではなく、より効率的、まさにコスパよく成長するために不可欠なものです。

やや堅い話でしたが、実はこれは、運動を勧める以上、絶対に必要なものでした。というのも、運動はここまで繰り返し説明してきたように、健康診断の結果を改善するだけでなく、病気や死亡のリスクを下げます。その一方で、**正しく行わないと、ケガや、別の病気を悪化させてしまうこともある**からです。そうならないためには、トレーニングの原理原則について、理解しておかなければいけません。

くれぐれも最初は無理せず、慣れてきたら少しずつレベルアップをしてみてください。

有酸素は組み合わせるとラク

「ながら」「ちょっと」でも効果のある有酸素運動。でも、もしガッツリと体の脂肪を減らしたいなら、どんなメニューに取り組めばいいのでしょうか。実はこの問題には、医学的に一定の答えが出ているのです。結論から言うと、さまざまな研究から、個人にとってより多くカロリーを消費できるのであれば、どんな運動でも医学的に差は認められません。ウォーキングでも、ジョギングでも、水泳でも、自転車でも、なんでもOK。

ただし、運動量については条件があります。2007年に発表された有酸素性運動と内臓脂肪の減少に関する研究★29からは、少なくとも週あたり一定量の運動が必要であることが明らかになりました。ただし、運動量が多いほど、より多く内臓脂肪が減り、逆にそれより少なくても、まったく減らないわけではなかったそう。では、「週あたり一定量」とはどのくらいのなのでしょうか。論文ではメッツという単位で説明されていますが、本書では引き続きカロリーで説明します。

体重を仮に60キロとして計算すると、目標は週あたり600キロカロリーの消費です。つまり、1日あたり100キロカロリー以下の運動や身体活動で脂肪燃焼は始まっているのです。第3章の20日間プログラムくらいの運動でも脂肪が減少することには、医学的な裏付けがあるのです。

「ウォーキング」と「風呂掃除」がだいたい同じ消費カロリーで、10分あたり約30〜40キロカロリーであることは第2章で説明しました。これより少し強度が高いものでは「自転車移動」「階段の上り下り」「ラジオ体操」で10分あたり約40キロカロリーの消費です。おそろしいところでは「子どもと（活発に）遊ぶ」が10分あたり約60キロカロリーで相当な重労働のよう。他には北国の冬では身近であろう「雪かき」も10分あたり約60キロカロリーになっています。

でも、私たちの目標は半年でウエストマイナス10センチで、1日あたり400キロカロリー収支を消費に傾けることでした。半分の200キロカロリーは食事で減らすとして、週に合計約1400キロカロリーのメニューを組むとすると、例えば次のような提案ができます。

▼30分のゆっくりのジョギング（10分あたり約70キロカロリー）を週2回
▼徒歩移動（10分あたり約30キロカロリー）を週60分
▼ゆっくり階段を上る（10分あたり約40キロカロリー）を週20分
▼子どもと（普通に）遊ぶ（10分あたり約30キロカロリー）を週60分
▼風呂掃除などの家事（10分あたり約30キロカロリー）を週60分

▼10分のストレッチ（10分あたり約20キロカロリー）を毎日
▼20分の自重の筋トレ（10分あたり約30キロカロリー）を週3回

筋トレの5つの「時短」テクニック

一方の筋トレには、第3章で紹介した「スロトレ」や「ノンロック」以外にも、効果を高めるためのさまざまなテクニックがあります。

キーワードは「時短」。ただし、トレードオフとしてややキツくなります。時間の余裕が生まれる代わりに、気力の余裕は持っていかれるかもしれません。でも、本章で説明してきたように、キツいトレーニングでも次第にムリなくこなせるようになるのが人間の力です。本格的にボディメイクをする場合は、これらのテクニックを取り入れ、**「ちょっとだけキツい」状態にすると、トレーニングの原理原則により、人は成長できます。**

❶ハイスピード・ハイレップ法：高速で、たくさんの回数、動作を繰り返す方法。低負荷でも加速度により筋肉に物理的に大きな負荷がかかる他、回

数が増えると筋肉内に乳酸が溜《た》まって化学的な負荷もかかります。初心者にもおすすめです。

❷エキセントリック法：スクワットや腕立て伏せなど上下する筋トレで「上げる」ではなく「下ろす」動作をゆっくり行う方法。下ろす動作は落下のエネルギーを筋肉で受け止め続けるため、負荷が大きくなります。初心者にもおすすめです。

❸ドロップセット法：器具やマシンを使います。ある負荷で限界を迎えたら、すぐに負荷を下げて、また限界まで動作を続ける方法。10キロのダンベルでアームカールをして「もう上がらない」と感じても、7キロのダンベルに替えると、不思議とまだ上がるものです。

❹コンパウンドセット法：器具やマシンを使います。同じ筋肉を連続して、余力を出し切るまで鍛える方法。例えば大胸筋なら、バーベルを使ってベンチプレスをした後に、続けて腕立て伏せを「もう上がらない」と感じるまで行います。

❺スーパーセット法：器具やマシンを使います。逆の筋肉（動作時に反対の動きをする筋肉）を、本来はインターバル（休憩）のタイミングで鍛える方法。

例えば前ももを鍛えるレッグプレスの後に、後ももを鍛えるレッグカール
を連続して行います。

筋トレの究極の理想は「オールアウト」、つまり限界まで余力を出し切ることです。その理由は、余力を出し切ったあとでしっかりと休養するのが、もっとも効果があるから。

運動経験がないと引いてしまいますが、実は初心者にも有効です。というのも、2022年に発表された研究では[★30]「オールアウトまで行えば、低強度でも高強度と同等の効果が得られること」が明らかになりました。この研究によれば、ジムで100キロに挑戦するスクワットと、家で自重で限界まで行うスクワットは、効果の面では変わらないのです。

ROUTINE 3

便利なガジェット・アプリを使い倒す

「つけるだけ」で効果があったトラッカー

「健康になりたい」と思ったとき、私が強くおすすめしたいのがアクティビティ・トラッカー（身体活動量計）です。これは、腕などに装着して、各種センサーにより運動などの身体活動量や睡眠などの体の状態を測定し、アプリなどに記録するデジタルデバイスのこと。ＦｉｔｂｉｔやＧａｒｍｉｎなどのメーカーから、安いモデルでは1万円前後から販売されています。また、Ａｐｐｌｅ Ｗａｔｃｈにも同様の機能が搭載されています。

例えば私の週末の1日であれば、消費カロリーは基礎代謝では２０２８キロカロリー、運動では７２９キロカロリー。睡眠時間は6時間15分と短めでしたが、深い睡眠がそのうち1時間26分といつもより長めだったことがわかります。歩数や心拍数のカウントはほとんどのモデルでできて、GPS搭載のものでは例えばジョギングやサイクリングのコースのログを取ることも可能。本章で紹介した掃除などの身体活動量も、実際に予定どおりのカロリーを消費できているか、チェックすることができます。慣れれば1日の終わりに消費カロリーの合計だけを見ればいいので、各ルーティンの消費カロリーの合計を細かく計算する必要もなくなります。

こうしたアクティビティ・トラッカーは、2022年に発表された研究で[★31]、なんと「つけているだけ」で健康になる効果があることが明らかになりました。歩数が1日約1800歩増加し、歩行時間は40分増加、そして体重は1キロ減少したというのです。

これはオーストラリアの研究者たちが、アクティビティ・トラッカーを使用した複数の研究を分析した結果、わかったこと。アクティビティ・トラッカーを使用した人と使用しなかった人を比較すると、前述した結果が得られました。

他にも、中強度から高強度の運動の時間が6分増加した他、最大酸素摂取量の上昇、収縮期（上の）血圧の低下がわかりました。ただし、拡張期（下の）血圧、中性脂肪、HbA1c、空腹時の血糖値などには、大きな変化がなかったということです。歩数の増加を分析すると、効果は4～6カ月後まで多い状態が続き、効果は徐々に小さくなったものの、最大で4年後まで増加していました。

こうした結果から、研究者たちは「活動量計は、性別や持病の有無に関わりなく、さまざまな年齢の人たちの運動量を増やし、体重を減らすために有効」としています。

リアルに仲間がいなくても問題なし

運動を継続するには「サポート」が必要でした。でも、リアルの世界に必ずしも同じ目標の仲間がいるとは限りません。これは私自身の経験ですが、過酷な労働環境にいた頃、身近な人たちとは深夜の暴飲暴食など、逆に健康に悪い生活習慣を共にした方がコミュニケーションは円滑で、「一緒に運動しよう」とはなかなか言い出せませんでした。

そんなときにおすすめなのが「習慣化アプリ」です。代表的なものに「みんチャレ」があります。同アプリでは同じ目標を持つユーザー同士が最大5人で1チームを組んで「習慣化」に取り組みます。自分の挑戦した内容を、証拠写真とともに「チャレンジ」として1日1回、チームに投稿するのが決まりです。メンバーに空きのあるチームを探すか、新たにチームを作成して参加できるので、リアルに仲間がいなくてもサポートが受けられるというメリットがあります。

2015年11月にサービスを開始し、約7年で利用者数は100万人を突破。開発・提供するエーテンラボ社がうたうのが「デジタルピアサポート」です。「ピア（仲間）サポート（支援）」とは、仲間が相互に助け合い課題解決をする活動。これをデジタルの力を借りて実践するというのが、同アプリの思想になっています。

特筆すべきは、デジタルピアサポートによる習慣化の成功率です。同社が2020年の日本公衆衛生学会で発表した結果は★32「1人で挑戦する場合の2倍」。これは2019年の神奈川県との実証実験で、糖尿病患者とその予備群の人を対象に「みんチャレ」を提供、生活習慣が改善するかを検証したもの。目標歩数の達成率は、習慣化アプリを使用したグループで57・5%となり、非使用グループの26・5%より高い結果が得られています。

こうした効果は、専用アプリほどに洗練されてはいないものの、他にもSNSを使用して得ることもできます。そもそも第4章、インストラクターさんとの関係でも説明したように、リアルの人間関係は健康に大きな影響を与えます。これは必ずしもネガティブなことだけでなく、仲の良い人が健康になったら自然と「自分もやらなきゃ」と思うことでしょう。他方、特にコロナ禍を経た現代社会においては、そんなリアルな人間関係が希薄になっている、という課題があると言えます。

そんなとき、SNSを習慣化アプリ的に活用するというのは、1つの手です。個人的にもおすすめなのが、自分のアカウントで「これからダイエットをする」と宣言してしまうこと。後に引けなくなり、「いいね」もモチベーションになります。投稿のために、さらにはより「いいね」をもらうために工夫していくのは、ゲーム化の1つであるとも言えるでしょう。さらに、成功してフォロワー数などの影響力が増したら、それはまさに第4章で説明した「ほうび」。気軽にできる工夫の1つです。

「レコーディング」はAIで進化している

かつて流行したダイエットに「レコーディングダイエット」というものがあります。これは「食事の内容をノートに記録していく」というシンプルな方法。しかし、レコーディングダイエット法に効果があることは、医学的にも検証が済んでいるのです。

例えばアメリカ肥満学会の学会誌Obesityに発表された2019年の調査[★33]の結果では、142人がレコーディングダイエットに参加。その結果、「自分の食べ物を少なくとも1日2・4回記録した人は、1・6回しか記録しなかった人よりも、より多くの体重を減らすことに成功」し、さらに「1日に2・7回記録した人は、さらに多くの体重を減らすことに成功」したことがわかっています。

なぜレコーディングダイエットに効果があるのでしょうか。1つには、記録することで、客観的に自分の生活習慣を確認できること、もう1つには「なぜ食べたのか」「食べて満足か／後悔していないか」など、自分自身に向き合うことができることが理由として挙げられます。ストレスなどで固まって狭くなってしまった思考やそれに基づく行動に、自分自身で気づき、自由になることで健康になる、認知行動療法の一種であるとも言えます。特に、後述するように、太ると思考にクセが生じて偏るため、「レコーディング」には一定の効果があるとみていいでしょう。

同時に、ネックになるのが「レコーディング」という行動そのものです。前述の調査では、記録のための時間は当初1日あたり平均23分で、6カ月目になると14・6分に短縮されたということですが、それでも1日15分は正直に言って面倒でしょう。

そんな「効果はあるけど面倒」なことをAIの力を借りてDXしているのが食事管理アプリです。代表的なのは「カロママ」や「あすけん」、「FiNC」など。基本機能は無料のものが多く、食事をしたら写真を撮影してアプリにアップするか、手動で内容を入力します。すると、記録だけでなく、その食事による摂取カロリーを推計してくれたり、AIの管理栄養士さんが食事についてのアドバイスをしてくれたりするのです。客観視や自分に向き合うことはアプリでも十分可能なので、面倒なレコーディングをせずともダイエットができる、いい時代になったと言えるでしょう。

ここでもし、経済的に余力があったら、さらに体組成計を投入するのがおすすめです。食事の内容以外に、日々の体重などの推移を記録することで、より自分の現状を把握することができるようになります。体組成計の専用アプリの他に、アクティビティ・トラッカーと連動するタイプ、食事管理アプリと連動するタイプもあって便利。

「レコーディング」のための環境はDXにより日々、充実しており、人を不健康にする社会に対抗し得るようになっているのです。

腰痛も改善する「リングフィットアドベンチャー」

運動の習慣化には「ゲーム化」が大事という話をしました。ここで、コロナ禍を経て今、世界的な人気を集めるフィットネスゲームがあります。それも、「ポケモンGO」のようにナッジ的でなく、運動そのものがゲームのメイン要素になっているのです。

運動にも DX を

1 **アクティビティ・トラッカーはつけるだけで効果があると研究で明らかに**

自然と1日の歩数が約1800歩増加

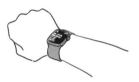

2 **「みんチャレ」アプリを使うと習慣化の成功率は2倍**

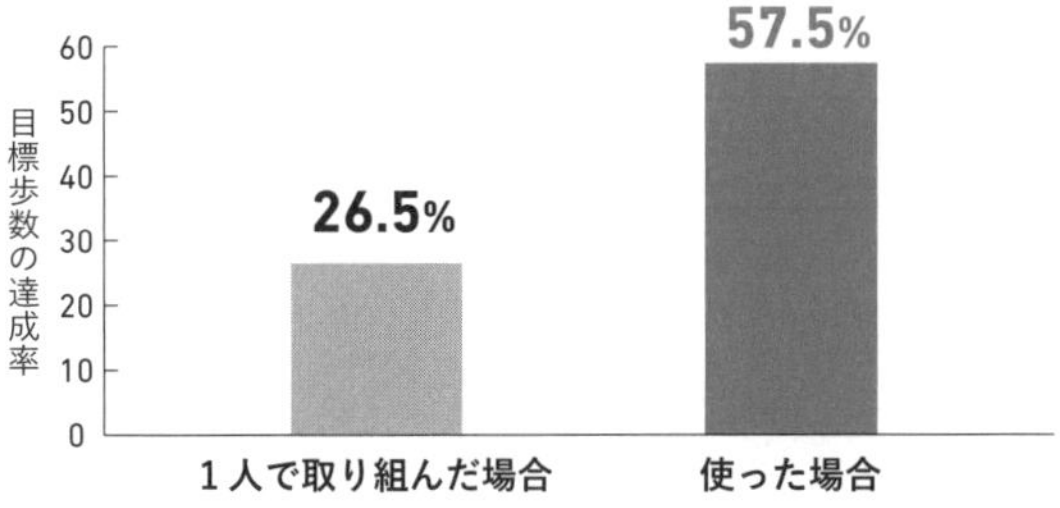

3 **食事の写真を撮れば AI 栄養管理士がアドバイス**

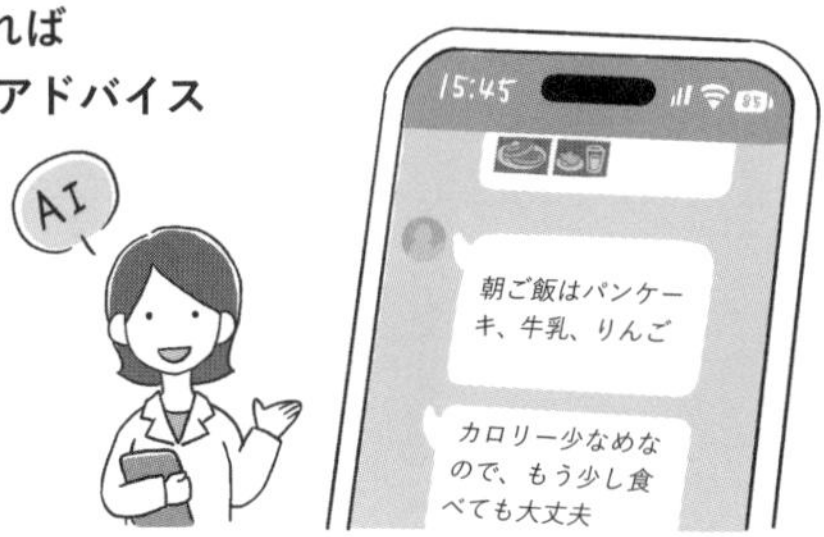

それが「リングフィットアドベンチャー」。2019年10月に任天堂から発売されたニンテンドースイッチ専用のソフトです。輪っか型の「リングコン」を両手で持ち、太ももに「レッグバンド」を巻いた状態でプレイします。

プレイヤーの動作がゲーム中の主人公と連動し、アクションゲームやRPGのように冒険を進めていくシステムです。面白いのが、例えば主人公の移動はジョギング（足踏み）やスクワットで、敵の攻撃のガードは腹筋で、こちらの攻撃はボクササイズのように、リズムゲームモードではエアロビクスのように、といった形で、運動がゲームを進めるために必須《ひっす》になっているところ。

もちろんライトにもプレイできるものの、開発者によれば、ゲームを設計する上では「プレイヤーに『キツい運動をしてもよい』と思わせる」「キツい運動だけでも楽しめるようにする」ことが前提になっていたそう。第4章でも説明したように、「楽しさ」はもう一歩、運動習慣をレベルアップさせるために大事であることがわかります。

このリングフィットアドベンチャーは発売後すぐ完売。直後に発生したのが新型コロナウイルスの感染拡大でした。「ステイホーム」が1つの追い風になり、世界的に注目されたリングフィットアドベンチャーは、現在までになんと1500万本を売り上げています。

たかがゲームと侮れない、実際に人に運動習慣をつける力がゲームにはあることがわかります。ゲーム実況のＹｏｕＴｕｂｅでは、リングフィットアドベンチャーの難易度を上げて挑戦する動画なども人気を集めています。

それだけでなく、２０２１年に発表された千葉大学大学院医学研究院整形外科学の研究[★34]では、リングフィットアドベンチャーが人を実際に健康にすることもできることがわかりました。

この研究では、ランダムに選ばれた慢性腰痛患者20人を対象に、リングフィットアドベンチャーを週1回40分使用させたところ、8週間後に腰痛が改善しました。あくまでこの研究においてですが、薬を使用した治療に加えてリングフィットアドベンチャーを行う方が効果があったのです。

慢性腰痛は治療が難しく、心理的な原因も関わるとみられていますが、そうした病気にも「運動」とその「楽しさ」が有効だったというのは面白い結果です。第4章で説明したように、楽しく運動をすることは、さまざまな問題を解決するのです。

このユニークな研究のきっかけになったのは、ＳＮＳに「リングフィットアドベンチャーで腰痛が改善した」などと複数の書き込みがあったこと。同作自体にも腰痛や肩こりの改善プログラムが組み込まれており、「ゲーム」で実際に健康になる大きな可能性を感じられます。

ROUTINE 4

医学的に効果のある「休み方」

「湯船」に浸かる3つの理由

日本人は「湯船に浸《つ》かるのが好き」と長らく言われてきましたが、忙しい現代社会において、そんな国民性にも変化が訪れているようです。LINE株式会社が2020年に約5000人のLINEユーザーを対象に行った調査[★35]によれば、普段の入浴方法について、**全体では「シャワー派」が52%、「湯船派」が47%と、すでに「シャワー派」が逆転。**入浴時間は「シャワー派」も「湯船派」も11~20分未満が最も多くなっています。

でも、「湯船に浸かる」ことは実は、医学的にもとても効果的な休息法です。**もし、多少なりとも時間や気力の余裕があるなら、それを投資する価値は十分にある**と言えるでしょう。湯船に浸かる入浴には、主に次の3つのメリットがあることがわかっています。

▼温熱効果：皮膚の血管が拡張し、血流が促進される
▼水浴効果：筋肉がリラックスし、首や腰などの負担が軽減される
▼心理的効果：心の緊張が緩和され、不快感が取り除かれる

こうした入浴のメリットは、健康にもいい影響を与えることが近年、研究されています。2020年に日本で発表された研究[★36]では、こうした効果によって、脳卒中や心筋梗《こう》塞《そく》などの病気のリスクが下がることが明らかになっています。この研究は約3万人を1990年から2009年まで追跡し、入浴回数と脳卒中や心筋梗塞の発症率との関連を分析した大規模なもの。その結果、よく入浴する人の方が、あまり入浴しない人よりも、心臓病や脳卒中になるリスクが低いとわかったのです。これは、第2章のおさらいですが、血管の機能を回復する、つまり血管が拡張し、血流が促進されることで、血圧が低下することが理由だとされています。

さて、このようなメリットを得るためには、どのような入浴をすればいいのでしょうか。

後述する睡眠との関係も踏まえると、就寝の2~3時間前の入浴が理想とされます。38度のぬるめのお湯で25~30分、あるいは42度の熱めのお湯なら5分程度がおすすめです。また、腹部までを湯船に浸け、約40度のお湯で30分ほど汗をかく程度に入浴する半身浴でも寝つきは良くなるので、あとは自分がリラックスできる好みの条件を探してみてください。ちなみに近年、日本で大ブームのサウナにも血管の拡張や血流の増加、血圧の低下の効果があるとする2018年の研究★37もあり、過剰なガマンをすることがなく楽しみ程度であれば、サウナもいい休息法だと言えそうです。

快眠のための睡眠医学チェック

睡眠に悩む人が多い一方、実は医学的な「快眠のためのテクニック」はすでにまとめられています。絶対ではありませんが、一定の効果はあるものなので、試してみないのは損。国立精神・神経医療研究センター精神保健研究所によれば、まず、快眠のために大事なのは「寝具」と「寝相《ねぞう》」です。

私たちの体は、眠るときに温度が下がると第4章で説明しました。このとき、深い眠りを保つために、体内から熱を出す必要があります。寝汗をかくのはそのためです。そこで、寝具は吸湿性と放湿性が良く、一方で保温性も良いことが基準になります。個人差があり、季節によっても変動するものの、寝床内の温度は33度、湿度は50％が最適とされます。体温が下がりにくくなるので、**寒くなってきた時期は電気毛布やあんかなどであらかじめ布団の中を温めておく**のがポイント。

寝具には温度以外にも、いい寝相＝立ち姿勢に近く体への負担が少ない姿勢を保つという役割があります。そのため、**枕の高さはベッドマットと首の角度が約5度になるのが理想**。寝返りをして横向きになった場合も考慮し、肩先から側頭部全体を支える奥行きも必要です。

ベッドマットや敷布団は腰部との間に2〜3センチの隙間が必要なので、柔らかすぎると眠りにくく、腰痛の原因にもなります。硬すぎても痛かったり血流が滞ったりするので、これは**2〜3センチの隙間が生じるくらい＝「適度な硬さ」を選ぶ**ようにしてください。

あえて熱を出しているので、睡眠中の体は冷えやすいとも言えます。そこで、一定の温度と湿度を保つために、掛布団が必要です。基本的には、睡眠中の寝返りがしやすいように、軽くて体にフィット感のあるものが勧められます。

すでに何度か寝返りについても触れましたが、そもそも人はなぜ寝返りをするのでしょうか。基本的には上向きで寝ているときが、人間は体に余計な力が入らず、もっともリラックスしています。でも、睡眠中に同じ部位が圧迫され続けると、その部位の血流が滞ります。また当然、体重もかかります。こうした負担を和らげるために、生まれつき自動的に発生する体の動きが寝返りなのです。さらに、寝返りで物理的に寝床内の温度を保っている、という面もあります。

ここで、寝具が柔らかすぎたり硬すぎたりすると、寝返りの回数も多くなってしまいます。**快眠し続けるためには、寝具の選び方が非常に重要**なのです。

「ちょっとの飲酒」は本当に健康にいいか

健康について正しい知識を知れば知るほど、げんなりしてしまうのがアルコールについてです。第1章ではアルコールが尿酸値や中性脂肪の値を上げることを説明しました。それだけでなく、他にも例えば**アルコールは筋肉の合成を妨げるので、筋トレの効果を損なってしまう**ことがわかっています。

とはいえ、これはコロナ禍でかえってはっきりしたことですが、人は健康のためだけに生きているわけではありません。運動習慣をつけた先、いい汗をかいたあとで、「よりおいしいお酒を飲む」というのも休息法でしょう。

ここで、「酒は百薬の長」のように、「アルコールは少量ならむしろ体にいい」とまことしやかにささやかれることもあります。実際のところ、どのくらいの飲酒は体に悪くて、どのくらいなら、あるいはそもそも、体に良いのでしょうか。

ここで実は「アルコールは少量ならむしろ体にいい」という説はフランス発のものとされます。公衆衛生という医学の分野で取り上げられる「フレンチ・パラドックス」——フランスではバターなどの脂肪を多く摂《と》り、喫煙率など生活習慣のリスクも高いのに、他のヨーロッパの国よりも心筋梗塞による死亡者が少ない、という不思議な現象です。

そこから「フランス人はワインを多く飲むから、それが理由では」として研究が始まったというのは、ウソのような本当の話です。さらに研究が進み、現在では「アルコールは飲みすぎなければリスクは上がらないか、下がる」というのが大方の見立てになっています。ここでよく紹介されるのが２０１８年にＬａｎｃｅｔで発表された研究★38

です。この中では、**週100グラムまでのアルコールであれば「心臓や脳の血管が詰まることによる死亡のリスクは上がらない」**ことがわかっています。ただし、これがアルコールの効果なのか、アルコールを飲む人の体質などが理由なのかは、まだ不明です。一方で、少量のアルコールでもがん、特に乳がんのリスクが上がることもわかってきました。

厚労省が推進する『健康日本21』によれば**「節度ある適度な飲酒量」は、1日約20グラム程度のアルコール。**これは「ビールのロング1缶」「日本酒1合」「ワイングラス2杯」「焼酎グラス1／2」くらいの量です。「週100グラムまでのアルコール」なら、週5で毎日1缶ずつビールのロング缶を飲む、くらいの習慣でしょうか。がんのリスクを加味すると、ここからさらに減り、**「1日10グラム程度のアルコールであれば健康へのリスクは上がらないが、0が一番いい」**という研究結果[★39]もあります。

こうした、現時点でもっとも確からしい、正しい知識をもった上で、自分が何を楽しみに生きるか、選択していくのが「健康的な生活」だと言えそうです。

マインドフルネスを科学的に検証

マインドフルネスという言葉が、ビジネス書などでもてはやされてはや数年。結局、あれはなんだったのでしょう。実は、マインドフルネスについてはその発祥の地であるアメリカで医学的な研究も進んでおり、そうした研究をもとに、日本でも厚労省が検証事業を行っています。

簡単に言えば、**マインドフルネスとは「頭を空っぽにする」という心の休息法。**厚労省は瞑想《めいそう》と類似のもので「判断することなく今この瞬間に注意を向け続ける」ことと紹介。その上で『瞑想とマインドフルネスについて知っておくべき8つのこと』の中で、マインドフルネスの効果を次のように紹介しています。

❶不安や抑うつの改善に有効である可能性がある
❷不眠を減らし睡眠の質を向上させる可能性がある
❸体重減少や食行動の管理に有効である可能性がある
❹がん患者のメンタルヘルスを改善する可能性がある

❺リスクが少ないとされるが、一部に逆効果な人も

マインドフルネスにはさまざまな方法がありますが、例えば「1日5〜10分ほど頭を空っぽにして、自分の感覚や呼吸など簡単な動作に集中する」こともその1つです。

これを実践した場合、不安や抑うつ、不眠、睡眠の質に対して、アメリカでは「認知行動療法などの（確立された）治療と同じくらい有効」な可能性があるとされます。

体重減少や食行動の管理については、マインドフルネスによって、暴飲暴食やストレス発散のための食事をしないようになり、食事制限をしやすくなることがわかっています。特に、頭を空っぽにするマインドフルネスと、単純な動作をしながらするマインドフルネスを組み合わせると、より効果があるとみられます。また、マインドフルネスはがん患者の精神的な苦痛や倦怠《けんたい》感、睡眠のトラブル、痛み、不安や抑うつなどメンタルヘルスの問題を改善しました。ただし、これは主に乳がんの患者についてのデータです。

マインドフルネスは「やらないよりやった方がいい」程度のことであり、逆に言えばリスクは少ないと考えられています。一方で、6000人以上を対象とした研究の分析では、参加者の約8％は逆に不安や抑うつなどネガティブな経験をしたと報告されてい

ることは、念の為に頭に入れておく必要がありそうです。ただし、これは前述した認知行動療法など、確立された心理療法で報告されている割合とほぼ同じなので、そこまで気にする必要もなさそうです。体だけでなく、心も休ませて、ボディメイクの次なる段階、第6章の食事術に取り組んでいきましょう。

CHAPTER 6

何度でも体を戻せる食事術

TIPS 1

「コンビニ食」はむしろ体によくなっている

環境が変わったときこそ「食事術」

第5章では、まず「見るからに健康そうな人」になるための計画を組み立てました。ウエストマイナス10センチのために必要なのは、事前の準備。目標と、達成までの期間さえ決めたら、あとはアクティビティ・トラッカーやさまざまな無料の食事管理アプリを使いながら、ルーティンを続けるだけです。これもまた、習慣化にかかる精神的コストを、テクノロジーの力を借りて限りなく小さくしていく試みだと言えます。それでも自然と溜《た》まっていく体と心の疲れは、入浴やマインドフルネスなどさまざまな方法で癒《いや》すことをおすすめします。

第6章では、最後に、食事にフォーカスします。これは、第2章でも説明したように、ダイエットやボディメイクにおいては、食事の与えるインパクトが大きいから。もし環境の変化によって、体重が増えたり、体型が崩れてしまうことがあっても、食事で戻す方法さえ知っていれば、本当に太ってしまったり、太り続けてしまったりすることを防げるのです。そのために必要なのは、意外なことに、コンビニ活用や〝イージー・トリック〟などのテクニック。本書の最後で、一生モノの知識を身につけてください。

実は、私はコロナ禍に入りたての頃、むしろ少しやせたのです。

今思うと、社会の激変によりパニックになった心を、ストイックに運動や食事制限をすることで、落ち着けていたのかもしれません。

それにもかかわらず、**子どもが生まれたことによる生活の激変では、ころっと5キロほど太りました。**

第1章で紹介したように、コロナ禍で太った人は多くいます。逆に、子どもが生まれても自分自身の健康には影響がなかったという人も多いでしょう。

このことからわかるのは、何がどう作用するかはもはや予想できず、環境自体の変化により不健康になる危険性はいつも隣り合わせにある、ということです。そして、このような〝健康クライシス〟――ここで整理し直すと、「環境の変化により従来の健康習慣が破綻《はたん》する」ときには、**運動よりもまず食事を意識することで、環境の変化に適応できるようになります。**

このことをコストの面から考えてみます。

「食事をする」「運動をする」それぞれのアクションを比較してみると、食事をするのは生活に必須《ひっす》。一方で、運動はあくまでオプションである人がほとんどでしょう。逆に言うと、例えばスポーツジムのインストラクターさんなど、体をよく動かす仕事をしている人は、そもそも運動習慣をつけることに悩みません。それが生活に必須だからです。特に、**危機的な状況下では、各習慣の生活における重要度が、健康に大きく関わってきます。**

お金がなくなったとき、契約している音楽や動画のサブスクリプションサービスや、スポーツジムなどのどれを解約するか頭を悩ませるように、**危機的な状況下で余裕を失ったとき、習慣の取捨選択が始まる**のです。

そこで、食事です。仕事や子育てが忙しいとき、時間や気力の使い道として、食事を減らしてでも運動を増やす人はそうはいないでしょう。忙しすぎて3食が2食になってしまうことはあるかもしれませんが、食事自体は運動のように「忙しくて最近はできてないんだよね」という状況にはなりません。

機会の面でみても、運動は一般的な人が週に2〜3回するとして、食事は一般的には最大で21回。健康的なルーティンを取り入れるチャンスがひと桁《けた》、違うのです。

「バランスのいい食事」とは何か

では、〝健康クライシス〟のときには、どんな食事をすればいいのでしょうか。

最初に断言しておきます。時間や気力がないときに、イチから健康にいいメニューを自炊するなんてことは不可能です。最初はできるかもしれませんが、こだわり続けることで、わかりやすいところでは睡眠時間が削られるなど、かえって不健康になってしまうので、おすすめできません。

余裕がないときは、コンビニでいいのです。むしろコンビニの方がいいのです。

コンビニがいい理由は後述しますが、その前に1つだけ、やるべきことがあります。それは「アプリをダウンロードする」こと。どういうことか、順を追って説明します。

「ＰＦＣバランス」という言葉があります。ダイエット用語として、知っている人もいるかもしれません。「Ｐ」は「Ｐｒｏｔｅｉｎ」、たんぱく質のことで、「Ｆ」は「Ｆａｔ」で脂質、「Ｃ」は「Ｃａｒｂｏｈｙｄｒａｔｅ」で炭水化物。これらは三大栄養素と呼ばれます。「ＰＦＣバランス」とは、食事の中で三大栄養素をそれぞれどれくらい摂取しているか、ということになります。

では、どれくらいが「ちょうどいい」のかというと、厚労省の『日本人の食事摂取基準（２０２０年版）』では、そのバランスを「**たんぱく質＝（1日の摂取カロリーの）13〜20％**」「**脂質＝20〜30％**」「**炭水化物＝50〜65％**」と示しています。

ここで、１日の摂取カロリーは、目標体重にとっての必要カロリーで計算するようにしてください。簡単なことで、**もしあなたが今、太っているとして、太っているときの体重の必要カロリーを摂取していたら、永遠にやせることはない**からです。

この目標体重の必要カロリーを計算するためには、まず「身長（メートル）×身長（メートル）×22」の式で、目標体重を計算し、これから必要カロリーを計算し、それをたんぱく質１グラム＝４キロカロリー、脂質１グラム＝９キロカロリー、炭水化物１グラム＝４キロカロリーで割るのですが……**正直、もうこの時点でうんざりですよね。**こういうことをする余裕がないから〝健康クライシス〟なのです。

幸い、今は便利な食事管理アプリがある時代です。第5章で紹介した食事管理アプリは、ユーザーが自ら記録するだけでなく、目標の体重に対してどのようなPFCバランスが望ましいかを自動的に計算してくれます。それだけでなく、実際の食事内容をアップロードすれば、AIにより「脂質が多すぎます」「食物繊維が少なすぎます」などを即座にアドバイスしてくれるのです。面倒な計算はせず、さっさとこのようなアプリをダウンロードしましょう。

〝健康クライシス〟にコンビニがおすすめの理由

「なんでコンビニ?」という疑問にここで回答しておきます。

もともと、手計算をする場合も、コンビニなら成分表がほとんどの商品についているので、計算がしやすかったのでした。例えば、これがスーパーで食材を購入して自炊する場合、調味料や油の量まで含めて計算しなければならず、よほどのボディビルダーでもなければ、事実上、そんなことは不可能だったからです。

それが今や、食事管理アプリがあるので、どんな食事でも計算はだいぶラクになった

――のですが、それでも例えば「野菜炒《いた》め」から具材選びや油の量の調整など、煩雑なことは多く残ります。

一方、コンビニであれば、新商品を除き、もうほとんどの商品が商品名そのままで食事管理アプリに登録されています。選ぶだけなので、大盛りにしたご飯の量を「ふつう」で登録するなど「食べた分を過少申告してしまう」というありがちな落とし穴もありません。これはある意味で、アクションをシンプルにする、習慣化のテクニックでもあります。食材単位の選択から、商品単位の選択にしてしまえば、選択のコストは下がります。第1章で説明したように、**選択のコストを下げれば、習慣化がしやすくなる**のです。

実際に、コンビニではどんな商品を選ぶべきでしょうか。

ここで重要なのは、食事を大きく3つのブロックに分けることです。と言っても、難しいことはありません。**「サラダ」「P（たんぱく質）を摂《と》れるもの」「主食」をそれぞれ1品ずつ選べばOK**。自炊だとこれでも選択コストがかかり、逆に完全に外食だと、例えばコース料理などはこの枠内に収まらないことが多くなります。一定の範囲で選択できる、というのは重要で、コンビニのように惣菜《そうざい》ごとのチョイスが可能な環境では、まさに健康を意識した〝コースメニュー〟を自分で組み立てることができるのです。

あとは候補の商品を食事管理アプリに放り込み、お伺いを立ててみます。気をつけるべきは、サラダと商品名についていてもポテトサラダはほぼ主食であることや、カップ麺《めん》は一品で炭水化物や脂質の上限をオーバーするので選びにくいことでしょうか。このあたりも、食事管理アプリのＡＩが判定してくれるので、任せてしまって大丈夫です。

脂質が多ければ、唐揚げは焼き鳥になるかもしれませんし、たんぱく質が少なければ、サラダチキンをプラスすることになるかもしれません（余談ですが、最近のサラダチキンはかなりおいしくなっていますし、「サラダフィッシュ」もよく見かけるようになってきました）。

こうして、**アプリを活用して理想の食事のバランスに近づけていく**のです。

思うほど動いていないし、思うより食べている

私がコンビニと、第5章で紹介したアクティビティ・トラッカーや食事管理アプリをおすすめすることには理由があります。

それは、**私たちの主観は当てにならない**ということ。私たちは「今日はたくさん動い

た」と思った日ほど実は消費カロリーが低かったり、「今日はあまり食べていない」と思った日ほどむしろ摂取カロリーが高かったりするのです。これは自分ではなかなか認識できないものなので、客観的な数値で自分をハッとさせるしかないのです。

以前から、自己申告型の調査と行動ログには乖離《かいり》が見られることが、スマホの利用時間などを調査する研究[★40]では指摘されてきました。つまり、結果が自分にとって都合が悪いときに、過小・過大にして申告してしまう傾向が、人間にはあるのです。

一方で、２０２０年に発表されたアイルランドの研究[★41]では、妊娠中の肥満女性にアプリを介してアドバイスを行ったところ、食事の摂取量が減少したこともわかっています。国内でも、２０２２年に食事管理アプリ「カロミル」を使った研究[★42]で、保健師がアプリを介して食事指導を行うことで、やはり食事の摂取量が減少していました。アプリであっても人を健康にする効果はあると言えそうです。

「ダイエットしているのに、やせない」という人がいたら、理由はこの主観と客観の差です。でも、これはアクティビティ・トラッカーやアプリをただ使うだけでは、同じ落とし穴にはまってしまうおそれがあります。

アクティビティ・トラッカーは、安価なものでもかなり精度が上がっていますが、そもそも体を動かさなければ消費カロリーは高くなりません。食事管理アプリは、たとえ「写真をアップロードしてAIが解析する」という機能の精度が上がっても、まだまだ限界があります。まず、食事量を過小に申告してしまうことがあり得るのと、そうでなくても、例えば「肉野菜炒め」と入力（あるいは写真をアップロード）したとして、「実は一般的に使う油の量の2〜3倍を習慣的に料理に使っているが、自分ではそれが当たり前だと思っている」という場合、それに気がつきにくいのです。

そこで、まずはコンビニの、ある意味で完全に正確なカロリー計算がされた食事をしてみることが、健康管理のテクニックとして有効なのです。**時間や気力の余裕がないときほど、実は、こうした方法を試せるチャンス**と言えるかもしれません。

ポイントは、買った（食べた／飲んだ）商品を必ずすべて入力すること。私自身、「夕方にコーラを飲んだ」とき、それを登録したところ、コーラで6枚切りの食パン1枚分の炭水化物量とカロリーを摂取したことに気づいて、「お茶にしておけばよかった」と後悔。自分がなぜ太ってしまうのかがわかったのでした。

TIPS 2

「ウソだらけ」なサプリメントとの付き合い方

》健康食品では健康になれません

もしあなたが「健康になろうとして」手を出そうとしているのが、いわゆる健康食品やサプリメントなら、そのほとんどはお金のムダです。

もちろん、前述した食事管理アプリで「不足している」とされた栄養素を、補う（まさにサプリメントですね）目的であれば、それは効果的です。

でも、それ以外、例えば「やせ」をうたうような健康食品は、絶対に効果がありません。なぜこう断言できるかというと、本当に「やせ」るものであれば、それは医薬品になっているから。健康食品が健康食品である以上、それは効果がないのです。

健康食品には「病気を治したり、防いだりする効果はない」ということを、この機会にぜひ、覚えていただければと思います。「健康」食品というネーミングから「なんとなく健康に良さそう」と感じてしまう人もいるはず。しかし、それこそがメーカーの思惑どおりです。これはあくまで「良さそう」なだけで、上手なコピーライティングなのです。

健康食品はあくまでも「食品」ですから、そんな効果はありません。肥満症やそれに関連する生活習慣病などは病気なので、健康食品（サプリを含む）でそれが解消されることもありません。「おまじない」程度と言っていいでしょう。

そもそも、「健康食品」というのは、定義自体があいまいなものです。これについてはインチキ商品から国民を守る消費者庁が、何度も繰り返し、注意喚起をしています。例えば2017年10月に発行した『健康食品 5つの問題』というリーフレットの中では〝錠剤・カプセル状の製品は、薬のように見えますが、「食品」であり、病気を治す効果、防ぐ効果はありません〟と明言されています。

ではなぜ、メーカーが健康食品を製造・販売するかと言うと、ヘルスケアビジネスにおいて、健康食品は〝おいしい〟のです。もちろん、味がというわけではありません。ただの食品であるがゆえに開発コストが低く、原価も安く、それでいて効果があるように見えることでいい値段がつけられる、すなわち利幅が大きいということ。これには大手の食品・飲料メーカーも乗り出していて、有名企業だからといって安心はできません。

私が健康食品を悪質だと思う理由は、私たちの時間や気力のなさにつけ込んでいるからです。仕事や子育てで忙しいとき、運動や食事といった本質的な改善に取り組む余裕はありません。そんなとき、食べる・飲むだけで健康になれそうな健康食品は、とても魅力的に映ります。でも、健康食品で健康になることはないので、まやかしです。本来であれば別に回すべきコストを、ムダに払わせるという意味でも、真っ先に止めるべき習慣です。

トクホや機能性表示食品はどうなの？

読者の中には「トクホ」や「機能性表示食品」は病気への効果をうたっているのでは、と思った人もいるはずです。

実際、一般に健康食品と認識されているものの中には、「機能性表示食品」や「特定保健用食品（トクホ）」が含まれています。これらは国が定める基準を満たし、効果や効能をうたっても問題のない健康食品です。しかし、機能性表示食品やトクホもまた、いくつもの問題を抱えています。

2017年11月7日、ある機能性表示食品を販売していた、太田胃散やスギ薬局など大手メーカーを含む16社に対し、消費者庁は景品表示法違反として、行政処分を下しました。景品表示法というのは、簡単に言えば、ウソや大げさな広告を取り締まるものです。この健康食品は「飲むだけで、誰でも簡単に内臓脂肪や皮下脂肪が減り、お腹周りがやせる効果が得られる」と宣伝していました。これがウソや大げさな広告だったのです。

機能性表示食品は国が定めた制度。しかし、「安全性」や「機能性」「効果」は企業の自主的なチェックに委《ゆだ》ねられています。つまり、商品を売りたい企業が、売りたい商品に効果があるかどうかをチェックする、ということで、不正が起きやすい構造です。

一方、トクホ、すなわち特定保健用食品は、機能性表示食品と異なり、国が審査をしているはずのもの。有効性・安全性を消費者庁が個別に審査し、査読つきの研究雑誌に掲載されること、そして定められた試験機関によって関与成分の含有量の分析試験が行われることがトクホのマークを使う条件です。しかし、そんなトクホについても、機能性食品と同じような問題が起きているのです。

2016年9月、消費者庁は制度開始以来、初めてトクホの販売許可を取り消しました。日本サプリメント社が「血糖値や血圧が高めな人に適した食品」として販売していた商品が、後から基準を満たしていないと判明したからです。同社には翌年、5471万円の課徴金納付命令が出されました。消費者庁によれば、同社が指定した分析方法が間違っていたり、発売後に成分の含有量が変わっていたりした可能性があるとのこと。健康食品やサプリに騙《だま》されなくなるためには、そもそも、**「健康食品とはそういうものだ」という認識が必要不可欠**です。

さて、私はここまでさも、わかったような顔をして、健康食品の問題点を指摘してきました。しかし先日ハッとした経験が。喉《のど》が渇いたのでコンビニに寄り、お茶を買って出ました。キャップを開けて一口、何の気なしにラベルを見ると……「体脂肪を減少させる」ことをうたうトクホのお茶を飲んでいたのです。このように、**健康食品は上手に、私たちの生活に入り込み、マーケティングとして機能してしまっています。**

「飲むと睡眠改善」が大きく話題になったが

2022年、ヤクルト社の「ヤクルト1000」という商品が社会現象と呼べるほどの人気を集めました。品薄が続き、SNSには「見つけた場所」が書き込まれ、そこに走る人々が出るほど。**そんなヤクルト1000は、まさに機能性表示食品**です。「一時的な精神的ストレスがかかる状況でのストレスをやわらげる」機能、「睡眠の質（眠りの深さ、すっきりとした目覚め）を高める」機能をうたっています。有名タレントがヤクルト1000により「眠りが良くなった」という趣旨の発言をテレビでしたことで、話題に。「売り切れ続出」がさらにニュースになり、注目され、SNSには多数のクチコミが生み出されています。

さて、ここでヤクルト社の公式サイトには、前述した「自主的なチェック」の結果が公開されています。

進級に重要な学術試験を受験する4年次の健常な医学部生の男女（対象者94名）を2群に分け、被験食群には「Yakult（ヤクルト）1000〈乳酸菌 シロタ株を100億個含む飲料〉」を、対照群には疑似飲料（味や外見は同じで、有効成分を含まないもの）を1日1本（100㎖）、学術試験の8週間前から試験終了後3週間まで飲用してもらいました。

この結果、「熟眠時間と熟眠度が増加、起床時の眠気を示すスコアで改善が認められた」「唾液中のコルチゾール濃度（ストレスがかかると上昇する）の上昇の度合いが低かった」と同社。さて、この結果をみなさんはどう感じたでしょうか。

研究に参加した人の数をみても、本書で紹介してきた医学研究の数万、数千という単位からはかけ離れていることがわかります。また、「進級に重要な学術試験を受験する4年次の健常な医学部生の男女」が極めて偏った集団であることは否めません。消費者庁の公式サイトに掲載されたヤクルト1000の試験結果のレビューには、次のように書かれています。

採用された文献が4報あり、肯定的な内容で一貫性のある結果が得られていることから、科学的根拠の質は十分と判断しました。しかし、研究の限界として出版バイアス（筆者注：否定的な結果が出た研究が公表されにくいこと）の存在が否定できないため、今後さらなるエビデンスの拡充が望まれます。

社会現象になった健康食品も、実際には、医薬品と比べればはるかに根拠が弱いものの。著名人が紹介しても、SNSで話題でも、それだけで鵜呑《うの》みにはしないでほしいのです。

プロテインもサプリメントだけど

では、運動、特に筋トレをしている人が飲んでいるイメージのある「プロテイン」はどうなのでしょう。水や牛乳などに溶かして飲む粉末状のたんぱく質です。

結論から言うと、あれは**筋トレ直後の栄養補給をする上では便利なもの**。前述した、「不足している」とされた栄養素を補う目的に適《かな》うと言えます。**筋トレをしている人の1日あたりの摂取するべきたんぱく質量**（平均値）**は一般的に体重1キロあたり1～2グラム**とされます。ここから不足しているようであれば、プロテインからたんぱく質を摂取することも、大人であれば〝アリ〟だと言えるでしょう。

ちなみに「筋トレ直後の」「便利」としたのには理由があり、食事のみ（安静時）で起きるたんぱく質の合成は短時間で終了してしまうものの、筋トレをすると24時間後まで継続することがわかっています。また、筋トレ後のたんぱく質の摂取は、たんぱく質の合成を大きく高めることも明らかになりました。

このたんぱく質の摂取は、基本的に食事からで問題ありません。ただし肉や魚、大豆などの食品は消化吸収に2時間以上、脂質を多く含むとそれ以上かかるため、運動後の摂取には向かない、ということ。ここで、粉末プロテインは消化吸収が速いために便利です。

たんぱく質の摂取タイミングと筋肉量の増加の関連について、複数の研究を分析した結果、運動後「なるべく早いタイミング」でのたんぱく質摂取が筋肉量の増加と関連していたことがわかっています。そのメカニズムは、まず、運動後は筋肉への血流が高まっていること。速やかにたんぱく質を摂取することで、筋肉に原料を集めやすくなるのです。また、筋トレ後には第4章で説明した成長ホルモンの分泌が高まり、20〜30分後に血中濃度がピークになります。そのため、運動後20〜30分がプロテインの「ゴールデンタイム」と呼ばれるのです。

ただし、近年はタイミングよりも1日に摂取したたんぱく質の総量の方が筋肉量の増加と関連が高いという報告もあります。いずれにせよ、トレーニング後にたんぱく質を摂取することは必要だと言えそうです。

一度に摂取しすぎてもムダになってしまうため、複数回に分けて摂取することを考えると、すべてを食事で賄うのも難しい面があります。時間や気力のないタイミングならなおさらです。筋トレしたあと、まず粉末プロテインを飲み、その後の食事でもたんぱく質を摂取する、というのが現実的でしょう。

ただし、飲みすぎても意味がないどころか、飲みすぎると体に負担もかかります。そして、飲みすぎが起こりやすいのも粉末プロテインです。製品に記載された用量は、必ず守るようにしてください。

TIPS 3

「ちょい足し」でカロリーオフする簡単レシピ

≫〝イージー・トリック〟を習得しよう

コンビニ食のデメリットがあるとしたら、それはどうしても割高になることです。

もし、少し余裕が出てきて、自炊ができるようになったら、食事の選択肢は一気に広がります。とはいえ、ここでも面倒なことをする必要はありません。おすすめするのは「ちょい足し」でカロリーオフする〝イージー・トリック〟です。この方法であれば、第5章の半年でウエストをマイナス10センチする計画の半分、**1日あたり200キロカロリーを、食事で簡単にオフすることができます。**

いつもの食事、それも凝ったものではなく、気力や時間を使わずに作れる「チャーハン」や「ナポリタン」といったスタンダードな料理に、ひと食材を足したり、置き換えたりするだけで、大幅にカロリーオフできるとしたら――まさに〝イージー・トリック〟。それも、例えばドロドロの「完全食」のように、食の楽しみを損なってまで変わったものを食べたり飲んだりするのではなく、その料理に合う食材、何ならよりおいしくなる食材をセレクトしています。本来のレシピにないものであれば、例えばたんぱく質アップや便秘の解消など、カロリーオフ以外の効果を得られることも。次の食事から、ぜひ試してみてください。

流行りのオートミールを完全食にする

朝食をとる方が健康になりやすいのは本書で説明してきたとおりですが、毎朝しっかりとした食事を用意するのは、時間や気力の余裕がないときには難しいもの。そんな朝にぴったりなのが、近年ダイエット食としても話題のオートミールです。オーツ麦をカットして食べやすくしたもので、単品でも販売されていますが、グラノーラ（オートミールの他にもナッツやドライフルーツが入ったもの）の中にも入っています。食物繊維が多く含まれ、ミルクをかけて食べれば、手軽に主食として成立するメニューです。

このオートミール、100グラムあたりのカロリーは、実は白米の方が低くなっています。オートミールは水を吸うと膨らむので、あえて水を吸わせてかさを増すテクニックもあり、その場合はカロリーを下げることができます。ただし、下準備は必要。そんなとき、ちょい足し食材としておすすめなのが「大豆」です。

スーパーでは乾煎《からい》りされたものが、安価で販売されています。100グラムあたりの糖質量はオートミールの約半分で、たんぱく質は10倍以上。例えば半分を煎り大豆に置き換えることで、理想のPFCバランス＝完全食を実現できるのです。また、たんぱく源でありながら、肉に多く含まれるコレステロールをほとんど含まないところも大きなメリットです。

ご飯がいつもの1／4でも満足できるチャーハン

料理に自信がない私のような人間でも、簡単に主食を作れるのがチャーハン。作り方を説明する必要がないくらいの定番メニューです。しかし、このチャーハンには大きな弱点があります。それが、PFCバランスの大きな偏りです。炭水化物が突出して多く、たんぱく質は少なめ。例えば昼をチャーハンにしてしまうと、何かで大きくたんぱく質を補わなくてはならず、朝と夜の食事のメニューに苦労することになります。

そんな悩みを解消するのが、強い味方である豆腐です。「豆腐が入ったチャーハン」

を想像しにくい場合は、「そぼろ豆腐」を思い出してみてください。レンジで水を出し、炒めてさらに水気を飛ばせば、食べ応《ごた》えも十分に。こうした豆腐の「そぼろ化」は、時間や気力に余裕がある週末などにやっておくと、パッと使えて便利です。

チャーハンは主にお米を食べるので、そもそも白米の量が1人前でもお茶碗《ちゃわん》2杯分、といったこともざらです。その場合、白米の量は約240グラム。それだけで炭水化物は約90グラムに上り、420キロカロリーになります。例えばこのうちの180グラムを**そぼろ豆腐（1丁を使用）に置き換えることで、カロリーは約2／3に、たんぱく質量は4~5倍に**なります。豆腐は食いでがあるので、ご飯の量が1／4になっても満足できるのです。

ナポリタンで相性抜群の置き換えを

パスタもまた、時間や気力のないときに手早く作れる〝限界メシ〟の1つ。その中でも手軽なものの代表格がケチャップで炒めるナポリタンでしょう。ナポリタンの具材に何を使うかは各家庭によって違うと思いますが、私の育ってきた環境では斜め切りにしたソーセージでした。そして、ソーセージは第5章で説明したようなボディメイクと、なかなかに相性の悪い食材の1つです。

特筆すべきはその脂質量です。一般的なもので100グラムあたり30グラムと、これだけで1日に摂るべき脂質量の半分以上になる、といったこともあり得ます。しかし、私としてもナポリタンにソーセージ的なものは欠かせません。困った……という場合、同じソーセージという名前を冠した救世主が魚肉ソーセージです。同じ量で脂質量は7グラムと1／4以下、それなのにたんぱく質は同量です。

魚肉ソーセージのメリットはもう1つ、第3章でも紹介した「魚中心の食事」のように、魚由来のたんぱく質を摂れること。DHAなどの栄養素が、手間のかかる魚料理を作らなくても摂取できるのです。また、何よりも大事なのは「ナポリタンに合う」ということ。〝ギョニソー〟とケチャップの相性は言うまでもなく、他にもオムライスやホットドッグで置き換えてもおいしくいただけます。

ハンバーグのかさましで一石三鳥以上に

ボディメイクをしていても、たまには「ガッツリいきたい」という日が訪れるはず。肉料理はガッツリの定番ですが、食事管理アプリを利用していると、やはり「そもそも肉をたくさん食べる」ことによる脂質オーバーが起き、頭が痛くなることでしょう。そんなとき、ガッツリ欲も満足させつつ、よりヘルシーにできるのがハンバーグです。切り分けたときに肉汁が溢《あふ》れ出るイメージで、ピンと来にくいかもしれませんが、その理由はハンバーグという料理の製法――「細かくした具材を混ぜる」という点にあります。

ここで、ちょい足しに最適なのが、ほとんどカロリーがないのに食物繊維がたっぷりで、かつ食べ応えの面でも納得のエリンギなどのきのこ類です。フードプロセッサーがあれば手早いのですが、みじん切りにしたきのこを用意しておくと、他にもミートボールやボロネーゼなど、ひき肉を使った料理に応用できます。中でもエリンギは特に食物繊維が多く、100グラムあたり3・4グラムと非常に豊富です。食物繊維には便秘の予防、血糖値上昇の抑制、血液中のコレステロール濃度の低下など、多くの機能があり、日本人は不足しがち。普通にひき肉を使うよりもきのこによるうま味が加わり、また、節約になるというおまけもついてきます。

ボディメイク中でも「罪悪感なし」のカレー

どうしてもカレーを食べたくなることって、ありますよね。惜しむらくは、やはりカレーも、ボディメイクをしているとなかなか手を出しにくいメニューであるということ。カレーのペーストは小麦粉、じゃがいもは根菜、おかわりしたいライスは言うまでもなく、炭水化物祭りとでも言うべきC（炭水化物）のラッシュだからです。

アプローチできるところはどこかと考えてみたとき、じゃがいもは1つのターゲットでしょう。それが美味《うま》いのだという意見もわかるのですが、そもそもなぜ炭水化物（じゃがいも）で炭水化物（ライス）を食べているのか、という根本的な疑問はあるからです。このとき、置き換え食材としておすすめなのがキャベツ。単純にカロリーだけで比較しても、じゃがいも可食部100グラムあたり76キロカロリーに対し、（ゆで）キャベツ19キロカロリー。炭水化物量18グラムに対して4・8グラムです。キャベツも食物繊維が豊富な食材であり、きのこ同様の効果が期待できます。キャベツもカレーに合うというか、カレーはもはや何でも合いますから、心配は不要。トマトベースのカレーの方がより相性がいいかもしれません。

［ ちょい足しでカロリーオフするイージー・トリック ］

完全食オートミール

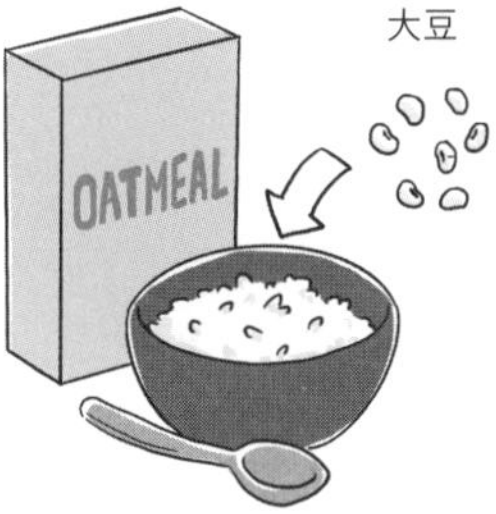

煎り大豆追加で完全食に

高タンパクチャーハン

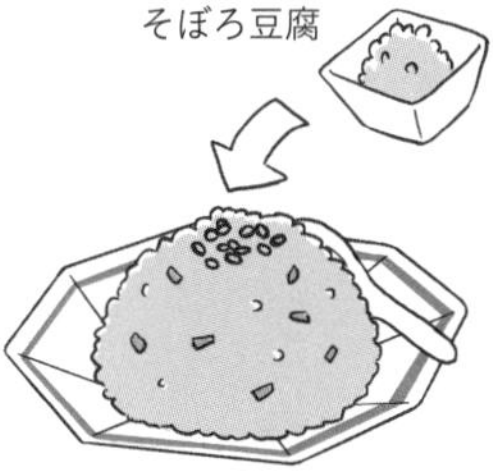

豆腐でカロリー 2/3、
たんぱく質量 4 ～ 5 倍に

食物繊維たっぷりハンバーグ

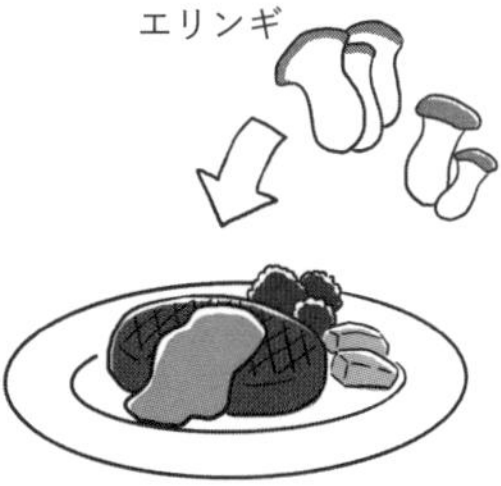

食物繊維もうま味も加わる

罪悪感なしカレー

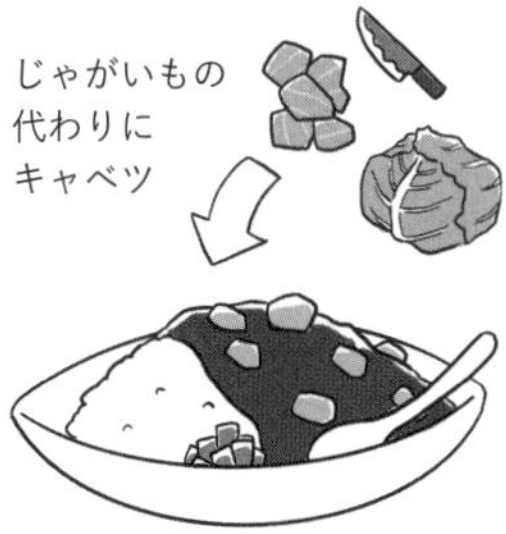

満足感と健康を両立できる

もう1つ、もしそもそものカレーの形を変えてもいいなら、キーマカレーがおすすめです。みじん切りにした具材を使うキーマカレーは、ハンバーグ同様にかさましが可能。キャベツだけでなく、きのこなども追加し、満足感と健康を両立させられます。

見直すべきラーメンの「古くて新しい」食べ方

ボディメイク中にもっとも縁遠く感じるのがラーメンかもしれません。もちろん、こってり系はおすすめしづらいのですが、そうでないラーメンであればその限りではありません。栄養成分表を眺めていると気づきますが、こってりの汁を飲み干さなければ、ラーメンであっても栄養素やカロリーの面でうどんやそばとそこまで大きな差はないのです。

一方で、やはりチャーハン同様、PFCバランスの大きな偏りは否めません。どうしても突出してしまうのがC、炭水化物です。そしてこれはうどんもそばも同じ落とし穴だと言えるでしょう。こうした悩みに応えるため、世の中には「糖質0麺」といった商品があります。ダイエットには便利なのですが、正直、そこまでおいしくはありません。日常的に食べ続けることは難しいでしょう。

ここで私たちが見直すべきは、もやしの存在です。もやしは「栄養がない」と誤解されていますが、実は**塩分を排出する働きがあるカリウムや、ビタミン、食物繊維が含まれています**。何よりも、古くからラーメンの具材として添えられてきたもので、相性が抜群。入っていてイヤな気持ちにならないというのは、糖質0麺などの新しい選択肢が増えた今、あらためて新しい魅力です。**もやしを多めに入れ、麺を少なめにすれば、ラーメンの弱点を克服できます。**

あのヘルシースイーツは家で簡単に作れる

ボディメイク中に大事なのは、「食べたい」をガマンしすぎないこと。そのため、特に気力に余裕がないときなどは、ガマンの限界により緊張の糸がぷつりと切れ、ドカ食いに走ってしまうこともあり得ます。そんなときに助けになるのが「おいしい」と「ヘルシー」を両立したスイーツ。筆頭が「こんにゃくゼリー」です。

前述した糖質0麺も実は主な原料はこんにゃくなのですが、やはりあの食感は麺としてはなじまないという永遠の課題がありそうです。一方で、ゼリーというのはこんにゃくと食感の差が少なく、私などが言うまでもなく「こんにゃくゼリー」はとっくに市民権を得ています。ゼラチンや寒天不使用でカロリーオフ、甘味料次第では0カロリーのスイーツですが、そんなこんにゃくゼリーは、実は自作できるのです。

こんにゃくゼリーのもとになるこんにゃく粉は、業務用スーパーやアマゾンなどで簡単に購入できます。そして、作り方も寒天やゼリーとそこまで変わりませんし、これらに混ぜてもOK。味のもとになるジュースなども、各自の好みの範囲で薄く調整すれば、ヘルシーなスイーツを常備しておくこともできます。これも週末などにボウル一杯に作っておけば、食後の楽しみに。カロリー0ゼリーを買い続けるよりコスパもよいと言えます。

TIPS 4

「太る体」のメカニズムをハックせよ

食事が人を太らせる本当の理由

健康になるためのTIPSは「コンビニ食」や〝イージー・トリック〟だけではありません。ここからはより科学的なメソッドを紹介していきますが、その前に、ここで「食事が人を太らせる本当の理由」について考えてみたいと思います。

人が太ること（病気の場合を除きます）には、次のようなメカニズムがあります。

❶「おいしい」と感じると脳内麻薬が出る
❷脳内麻薬には依存性がある
❸現代社会は食物に困らない
❹食べたいだけ食べてしまい、太る

❺太ると太った体に合った食事量を欲する
❻太ると肥満思考になる
❼やせない、あるいは太り続ける

人間も動物ですから、生存するために、食料が豊富なときにはエネルギーを脂肪にしてせっせと保存しようとします。体にはそのためのシステムがいくつもあり、その1つが「おいしい」と感じたときに出る脳内麻薬物質のβ-エンドルフィンです。〝麻薬〟というくらいなので依存性があり、人は「おいしい」ものを「もっと」欲するようになります。しかし、今は飽食の時代。食べたいだけ食べられてしまい、太ります。ここからが恐ろしいところで、例えば人間が75キロから80キロになったとすると、体は80キロの体型を維持するためのカロリーを欲するようになるのです。つまり、太れば太るほど現状維持＋αの食欲が湧き続けることになります。また、第5章で説明したように、肥満の人には思考のクセがあり、目先の快楽を優先してしまいます。このため、人は一度、太るとやせないか、あるいは太り続けるのです。

これに歯止めをかけられるとしたら、対策は2つ。1つは本書で中心的に説明している運動習慣です。消費カロリーが摂取カロリーより高ければ、自然とやせていくのは言うまでもありませんよね。多くの動物は、自然界ではそうやって、肥満を免れているのです。問題は、人間は社会生活を営むために忙しく、そうそう運動ばかりもしていられないということ。そのために、今度は太る体のメカニズムや食欲をハック（攻略）することが有効になってきます。

バカにできない「ベジファースト」の効果

「ベジファースト」という言葉を聞いたことがあるでしょうか。いわゆる「食べ順ダイエット」のことです。「そんなことで大きな差があるわけない」と思うかもしれませんが、実はベジファーストは科学的根拠のあるテクニックで、実際に専門医から糖尿病の患者さんなどにもアドバイスされます。

ベジファーストとは、野菜（ベジタブル）を最初に（ファースト）食べることで、肥満や生活習慣病を防ぐ、という考え方です。近年は「カーボラスト」という言葉も聞かれるようになり、これは炭水化物（カーボ）を最後に（ラスト）食べるということ。ではなぜ、このような食べ順が肥満や生活習慣病を防ぐのでしょうか。

その理由は第2章でも説明した血糖値です。肥満や生活習慣病は、この血糖値の急激な上昇によって引き起こされるのです。どういうことかというと、まず、血糖値が上がると、インスリンというホルモンが分泌されるのでした。ここで、インスリンは血糖値を下げる働きの他に、脂肪を作るという現代人にとっては困った働きもあります。そして、血糖値が急激に上昇するほど、インスリンは過剰に分泌されてしまう＝脂肪が作られやすくなるのです。

これもまた、前述した動物としての人間の体のメカニズムで、体にとって過剰なエネルギーを摂取したとき、それを自動的に脂肪に変換して飢えに備える、ということでもあります。さらに、急激な血糖値の上昇は血管を傷つけ、糖尿病や動脈硬化を引き起こす原因になります。しかし、血糖値を上げる炭水化物（ご飯）より先に十分な量の野菜を食べると、野菜に含まれる食物繊維の働きで、血糖値の上昇が穏やかになります。このとき、インスリンの分泌も穏やかになり、太りにくくなると言っていいでしょう。生活習慣病の予防にもつながります。まさに、太る体のメカニズムをハックできるのです。

また、カーボラストでは、ご飯よりも先に肉や魚などのたんぱく質中心のメインを食べることで、インクレチンというホルモンが分泌され、これも血糖値の上昇が穏やかになるというもの。ただし、個人的には、メカニズムとしては理解できるものの、まず野菜だけを食べきり、次にメインだけを食べきり、最後にご飯だけを食べきるという食事はあまり楽しくなさそうだと感じます。メインとご飯は一緒に食べてこそ、という気もするし、本書で一貫するテーマとしてあるように、ムリは続きません。

なので、食べ順としては結局「まず野菜をなるべくたくさん食べる」がおすすめ。この際、野菜ではないものの海藻やきのこ類も先に食べる、逆に、野菜ではあるもののポテトサラダ（じゃがいもの糖質量が多い）などは後に食べるのがおすすめです。

糖質制限はやるにしても「ゆるやかに」

さて、ダイエットやボディメイクについて発信していると、よく質問されるのが糖質制限のことです。長年、医学的にも論争が続いているテーマですが、最近は現時点での一定の結論が出ている状態。この機会に簡単にまとめると「糖質は摂りすぎても、摂らなすぎても体に良くない」ということ。厳しすぎる糖質制限はおすすめできませんが、ゆるやかなものなら一定の効果がありそうです。

そもそも糖質制限とは何かというと、そのまま「糖質を制限する」ということ。前述したように、インスリンは脂肪を増やす方向に働くので、そもそも糖質（炭水化物）を減らしたら脂肪は減りやすい、という考え方です。糖質制限は海外のガイドラインでも治療法として記載され、日本の『肥満症診療ガイドライン２０２２』でも「体重減少のためには糖質制限が有効であるとの報告が多い」とされています。

実際、糖質制限についての主な批判は「やせる一方で、健康被害もある」というもの。「やせる」についてては賛成派・反対派とも多くの専門家の間で見解は一致していると言えます。だとすると、今度は〝健康被害〟とは具体的にどのようなものなのか、が焦点になってきます。

糖質制限に対しての〝現時点での結論〟の根拠になっているのが、２０１８年に発表されたハーバード大学の有名な研究です。[★43] この研究では25年という長期間、炭水化物の摂取量と死亡率や病気との関連を調べています。研究では45〜64歳の約1万５０００人をインタビューし、追跡しました。その結果、最も死亡率が低かったのが、総摂取カロリーの中で炭水化物の割合が50〜55％のとき。グラフはU字型を描き、死亡率はそれより多くても少なくても高くなることが示されました。特に40％未満と70％以上は、どちらにせよ死亡リスクが高かったのです。

こうした結果からも、ほとんど糖質を摂らないような、厳しい糖質制限はおすすめできません。**いわゆるロカボと呼ばれるゆるやかな糖質制限は「1日70～130グラム以下」なので、減量が必要な場合は1つの目安になる**でしょう。

ただし、前述したガイドラインでも、糖質制限については一定の効果を認めた上で、「現時点において、糖質制限を6カ月以上実施することの有効性は未確立」と結ばれています。長期の影響はまだまだわかりません。

このような理由から、私としては、糖質制限は注意点も踏まえた上で、カロリー制限によるボディメイク・ダイエットが行き詰まったときに、**停滞期を抜け出す目的で一定期間、取り入れるのがいいのでは**ないかと思います。

むしろ「1日5～6食」に増やしてみると

ここまで、「太る体」のメカニズムに注目して、ボディメイクのメソッドを紹介してきました。最後に検討するのが、「1日5～6食」に食事回数を増やしてみる、という方法です。「力士がわざと1日2食にして太る」「ボディビルダーは食事をこまめに5～6回に分けてとる」といった話を聞くことはあり、こう見ると食事回数が多いほどやせるようにも思われます。

実は、こうした話の根拠になっているのは、50年以上前にLancetで発表された研究です。[44]この研究は、少量の食事を1日数回に分けてとる方が、減量になり、代謝も向上するという結論。しかし、この研究が近年、再検討されているのです。

噛《か》み砕いて言えば、「少量の食事を1日数回に分けてとる」と、満腹を感じるための消化管ホルモンが十分に分泌されず、常に空腹を感じた状態になる、という指摘があります。特に一般人のダイエットでは、この空腹感に耐えられず、結局、より多くの食事をとってしまい、体重増加の引き金になるという複数の反論が近年、なされているのです。例えば、約2万人を対象とした2015年の研究[45]では1日5食以上の場合、過体重または肥満になる可能性が約1・5倍になることが報告されています。

食事をこまめにとるのは、急激な血糖値の上昇を抑えてインスリンの分泌をゆるやかにするためでした。しかし、これは常に食料を得られる現代ならではのメソッドで、動物としての人間の体のメカニズムとの相性はよくないのかもしれません。むしろ、少ない回数の食事である程度の量をとって、満腹を感じる消化管ホルモンをしっかり出してあげないと、ボディビルダーくらいストイックでもない限り、空腹に負けてしまうとも言えるでしょう。「食事をこまめにしているけれど、やせない」と思っている人は、この機会にそのルーティンを変えてみるのはどうでしょうか。なお、消化管ホルモンの1つであるPYYの分泌量はたんぱく質の摂取量と関係があるので、たんぱく質を多めに摂ることで、満腹感を得やすくなることは、この機会にぜひ、覚えておいてください。

また、「食事回数を減らす」と言っても、ファスティング（一時的な絶食）は本書ではおすすめしていません。基本的には、絶食すると筋肉量が落ちるので、基礎代謝やボディラインの面で、長期的には不利に働くと考えられるためです。

結局のところ、カロリーの収支から摂取するべき食事量を摂取していれば、人はやせていくはず。もし、それでもやせないのであれば、その背景にはこうした「太る体」のメカニズムがあるかもしれません。ダイエットやボディメイクが停滞したときこそ、正しい知識を持つことが大事だと言えるでしょう。

あなたが本当に「健康になる方法」

逆説的ですが、本当に「健康になる方法」は、健康を意識しないことです。

健康になりたいと思うあまり、例えば食べ放題に行くことや、家でゴロゴロしていることに罪悪感を覚えることがあったら、それは不健康だからです。また、そもそも、私たちが生物である以上、絶対に病気にならない方法や、ケガをしない方法もないのです。

でも、まえがきで私が述べたように、私たちは常に健康を意識せざるを得ません。健康診断からは逃れられないし、子どもが生まれたら長生きしたいと思うし、病気やケガをする度に「健康なときはよかった」と落ち込みます。健康になりたいという想いは切実なもので、誰かが後ろ指を指していいたぐいのことではないのです。

だから、習慣化です。健康的なことを健康的だとことさらに意識せず、コストのかからないルーティンにしてしまえば、それは本当の健康に近づいているでしょう。健康でいられるかどうかは確率の問題ですが、リスクを下げることはできます。正しい知識を持った上で、自分にできる範囲のことは実践している、と納得できている状態こそ、私は健康なのではないかと考えています。あとはこの「自分にできる範囲」を、周囲の環境に応じて、定期的に調整するだけです。

私はまえがきで、現代社会において人は不健康になりやすいと言いました。給料は上がらないのに物価は上がり、長時間労働が横行するストレス社会。この数年は未曾有《みぞう》の災害としてのコロナ禍もありました。抗《あらが》おうとしなければ、勢いを増す不健康の流れに容易《たやす》く飲み込まれてしまうでしょう。

一方で、幸いにも、現代社会には、こうした流れに抗うために集まった、最新科学の知見が蓄積されてきました。それだけでなく、人が健康になることを力強く後押しする、便利な無料のアプリや安価なガジェットはこぞって世に出ています。推しという概念に代表されるような、今ならではの手助けも得られるようになっています。現代社会は同時に、正しい知識さえあれば、そしてそれを実践する適切なサポートがあれば、健康になりやすいとも言えるのです。

本当に健康になるためには、自分に合ったルーティンを見つけることが何より大事になります。そのため、私は本書で、健康につながるさまざまなノウハウやメソッドを紹介しました。もし、自分に合わないものがあっても、それは取るに足りないことです。無理のない範囲で、次のルーティンを試してみてください。その繰り返しこそが、あなたの健康への不安を取り除いてくれることを、私自身が不健康からの〝サバイバー〟として知っています。

あとがき

社会にやられないために

いま一番やっかいなものって、停滞なんじゃないかと思います。

コロナ禍のさなか、そこかしこに挑戦しづらい雰囲気がありました。というより、日々の生活を守るのに精一杯で、他のことをしている余裕がなかった。少なくとも、私はそうでした。

夢や目標が宙ぶらりんなまま、自分にとって譲れない最低限のことだけは、何とか損なわれないように、常に不安を抱えたまま、社会に翻弄《ほんろう》され続けた3年間。2023年5月現在は、ようやく出口の光が見えはじめたところでしょうか。

途中でなくなったものも、できなかったことも、たくさんあります。

記者の世界には「私憤を公憤に変えよ」という格言めいたものがあります。個人の怒りを公共のための怒りに変えろ、ということです。誤解をおそれずに言えば、私はこの言葉が嫌いでした。自分の怒りを「社会のため」にすり替える、その傲慢《ごうまん》こそが、ジャーナリズムが偉そうに映り、支持を失いつつある原因じゃないの、と。

そんな私も、このコロナ禍を経て、社会に対してはっきりと怒っています。

あらためて医学的にはっきりしたことですが、お金がないと、長時間勤務だと、ストレスがあると、人は不健康になりやすくなります。コロナ禍でこの傾向は加速しました。でも、待ってください。貧困も、ブラック企業も、ストレス社会も、誰か一人の手で変えられるようなものでは、ないじゃないですか。

自分だけではどうしようもないことで、病気になり、早く死ぬ?

ふざけんなよって、私は思います。

しかも、こういう不健康の原因は相互かつ複雑に絡み合い、囚《とら》われた人が抜け出すことを許さず、どん底へと引きずり込んでいきます。その力があまりにも強いから、時に人は諦《あきら》めてしまうのです。意思を挫《くじ》かれ、自分の置かれた環境に、ゆっくりと飲み込まれていきます。そんなの許せない。許されていいわけがない。

まさに「私憤を公憤に変える」をしたのです。

だから、私はこの本を書きました。

医学部を卒業していながら、医師の道からドロップアウトしたこと。115キロまで太って死にかけ、なんとかやせきったこと。右も左もわからないメディア業界に飛び込んで、手取り15万円の貧乏生活からスタートして、自分が書くものを頼りにして8年、なんとか手厚い福利厚生のある新聞社にたどり着いたこと。

振り返っても、非常に幸運だったと思います。助けてくれる人がいなかったら、どこで野垂れ死んでいたか、本当にわからない。

こうした経験をもとに、私はメディアを通じて、一人でも健康になる人を増やしたかった。その想いを忘れたことはないけれど、やっぱりこの数年間は、自分や家族のことでギリギリになっていたのも事実です。

このままじゃダメだと思い立ったのは、2022年の秋、ぽっかりと時間が空いて、出先の近く、上野《うえの》公園のベンチで小一時間ほど考え事をしていたときのことでした。長いことぼうっと空を見ていたので、周囲には〝ギリギリの人〟に見えていたことでしょう。

思い立ってすぐに前作の編集者さんに電話をして「やりたいことがある」と伝えると、ふたつ返事で実現に向けて動いてくださったことは、この先も忘れません。

健康になるのは難しいことです。

でも、それはそのための方法を伝えて、試してもらわない理由にはなりません。実践や習慣化を本気でサポートすることを、徒労だとバカにする理由にもなりません。

「健康になりたい」という想いは、昨今、一部の知識層に批判されがちです。健康とは何かという定義が難しいのはそのとおりだと私も思うし、そんな想いがインチキな健康ビジネスに利用されてしまうことがあるのも事実です。

しかし同時に、そんなインテリの議論とはまったく関係のないところで、知らずに不健康に陥り、苦しむ人がいるのもまた事実です。だとしたら、私はこうしたある種の健全な欲求を封じ込めるより、それを自分にとって前向きな原動力にする方がいいと信じています。

自己啓発的なただの熱狂ではなく、冷笑や眉《まゆ》をひそめるでもない、合理的かつ真っ当に健康になる方法を、医学の力を借りて紹介する。

それがコロナ禍を経てあらためて思う、私の使命です。

時間や気力の余裕がなくても、健康になる。環境が変化しても、健康でいる。社会なんかにやられてたまるか——そんなことを考えながら、構想をまとめました。

こうしてみなさんに本という形で届けられたことに、ひとまず安堵《あんど》しています。

一方で、非常に申し訳なく感じているのは、執筆期間中、妻の家事分担が増えてしまったことです。もともと我が家では、家事と育児を夫婦で半々にすることを目標にしてきました。しかし、こうした大きな仕事が入ると、私は途端に仕事以外がポンコツになります。

「しばらく家事を引き受ける（から早く書け）」と言ってくれたこと、本当に感謝しています。

そういう意味では、人は一人では健康になれず、こうした助け合いこそ大事なのだと感じます——と、これで締めるのはぜんぜんいい話じゃないので、出版後に落ち着いたら、私がこの期間の分＋α利息分の実労働を物理的に引き受け、妻の負担を軽くしようと思います。妻にもまた、健康であり続けてもらえるように。

そして、コロナ禍の中で生まれてきてくれた我が子。立ち会いも面会も制限される中、最後の最後まで、本当に何が起きるかわからない出産でした。生まれてからも予想外のことばかりですが、元気に成長してくれているだけで、もう胸が一杯です。

家族はこの数年、私が絶対に守りたかったものの1つであり、これからもずっと同じ。あなたの暮らす未来の社会が、よりよいものであるように、私はこれからも書き続けます。

そんなわけで、「親になる」という朝日新聞の連載で、あなたのことをネタにしていることについては、物心ついたら謝ります（ママと話し合って、あなたのプライバシーに注意しながら記事にしています）。人気の企画になったおかげで、おむつ代が賄えています。

第4章でも紹介したFEELCYCLEのみなさん、特にインストラクターのHaruhiさん。私が本来、苦手である有酸素運動を継続し、健康や体型を維持できているのは、Haruhiさんの人の心を動かす歌やダンス、丁寧かつ適切なインストラクションのおかげです。人柄もすばらしく、フィットネスのプロとして会員のやる気を引き出す接客をしてくださることで、救われた人も多いことでしょう。

2020年、コロナ禍でFEELCYCLE自体が休業する中、後にリリースするたくさんのプログラムを取得していたエピソードは、私自身が困難に直面したときの励みにもなっています。運動が趣味となり、生活の一部になったことは、人生において大きな財産です。いつもすばらしいレッスンをありがとうございます。

そして、今回の企画を相談したとき、真っ先に「面白いですね」と言ってくれたKADOKAWAの編集者Hさん。前作から3年間、まさに停滞にうつうつとした末のご連絡だったので、そのリアクションに本当に救われました。お返事を聞いて思い出したのが、編プロ時代の恩師に「いい編集者は書き手からもらった企画をまず面白がれる編集者だ」と言われたこと。的確に、かつ遊び心も残したアドバイスのおかげで、「絶対に締切を守る」という強い心持ちでいられました。

今回の制作期間は、自分がこれから何をしたいのかを問い直すような半年間でした。貴重な機会をいただいたこと、著者人生の1つのランドマークとして忘れません。おこがましいことを承知で申し上げると、Hさんはいい編集者ですね。

健康の危機は、あなたにも、私にも、きっとまた訪れることでしょう。

でも、大丈夫です。怖がる必要は、もうありません。

そんなときはまた、この本を開いてみてください。あなたを何度でも不健康から救い出す、よきパートナーになってくれるはずです。

2023年3月

朽木《くちき》誠一郎《せいいちろう》

注釈

CHAPTER 1　時間も気力もなくてもできること

★1　『第10回「メンタルヘルスの取り組み」に関する企業アンケート』
公益財団法人日本生産性本部が2021年に実施。郵送およびインターネットアンケート方式で、上場企業144社の人事担当が回答した。

★2　『ビジネスパーソンの「健康意識」に関する調査2017』
株式会社ジェイアール東海エージェンシーが2017年に実施。インターネットアンケート方式で20〜69歳の男女ビジネスパーソン1000人を対象にした。

★3　『「肥満」と「肥満症」に関する日本人9,400名の意識実態調査』
ノボ ノルディスク ファーマが2022年に発表。インターネットアンケート方式で、47都道府県それぞれのBMI25以上の20〜75歳の男女各100名を対象にした。

★4　『2019年 国民生活基礎調査』
厚生労働省により2019年に実施。訪問・回収方式（一部は郵送）で30万世帯、72万人を対象にした。

★5　Fukuma, S., et al., Association of the National Health Guidance Intervention for Obesity and Cardiovascular Risks With Health Outcomes Among Japanese Men - *JAMA Intern Med*. 2020 Dec 1;180(12):1630-1637.
京都大・福間らにより2020年に発表された研究。メタボ健診を受けた40〜74歳の男性約7万5000人が参加した。メタボ健診をしてもしなくても、3〜4年後までには体重や血液検査の値に有意差がなくなることを明らかにした。

★6　Fukuma, S., et al., Impact of the national health guidance intervention for obesity and cardiovascular risks on healthcare utilisation and healthcare spending in working-age Japanese cohort: regression discontinuity design - *BMJ Open*. 2022 Jul 29;12(7):e056996.
京都大・福間らにより2022年に発表された研究。メタボ健診を受けた男女約5万人が参加した。メタボ健診により受診率は低下したものの、医療費抑制効果は認められなかった。

★7　Yamada, Y., et al., Variation in human water turnover associated with environmental and lifestyle factors - *Science*. 2022 Nov 25;378(6622):909-915.
国立医薬基盤・健康・栄養研究所（NIBIOHN）らにより2022年に発表された研究。成人が1日に失う水分量を正確に導く計算式を明らかにした世界でも珍しい研究。

★8　Phillippa Lally, et al., How are habits formed: Modelling habit formation in the real world - *European Journal of Social Psychology*. 2010 Oct;40(6):998-1009.

ユニヴァーシティ・カレッジ・ロンドンのフィリッパ・ラリーらにより2009年（初出時）に発表された研究。学生96人を対象に習慣が身につくまでの時間を調査し、平均時間は66日、実際には18日から254日までと幅があることがわかった。

CHAPTER 2　運動は「低強度」「短時間」で十分

★9　『ココロの体力測定2021』
一般社団法人日本リカバリー協会らが2021年に実施。インターネットアンケート方式で、全国の男女10万人（男女各5万人）を対象にした。

★10　Sato, S., et al., Effect of daily 3-s maximum voluntary isometric, concentric, or eccentric contraction on elbow flexor strength - *Scand J Med Sci Sports*. 2022 May;32(5):833-843.
新潟医療福祉大・中村、佐藤らにより2022年に発表された研究。学生39人を対象に、1日1回3秒間のレジスタンス運動を4週間継続することで、上腕二頭筋の筋力が向上することを明らかにした。

★11　Momma, H., et al., Muscle-strengthening activities are associated with lower risk and mortality in major non-communicable diseases: a systematic review and meta-analysis of cohort studies - *Br J Sports Med*. 2022 Jul;56(13):755-763.
東北大・門間らにより2022年に発表された研究。国内外の研究論文1252本をシステマチックレビューし、その中から16本をメタ解析することで、筋トレの時間と病気・死亡リスクとの関連を明らかにした。

★12　Paffenbarger Jr., R. S. et al., Physical activity, all-cause mortality, and longevity of college alumni - *N Engl J Med*. 1986 Mar 6;314(10):605-13.
アメリカの研究者のラルフ・S・パッフェンバーガーJr.らにより1986年に発表された研究。ハーバード大学の卒業生のうち35〜74歳の約1万7000人を対象に、12〜16年の追跡調査をして、身体活動量と総死亡率の関連を明らかにした。

★13　Lee, I-Min, et al., Association of Step Volume and Intensity With All-Cause Mortality in Older Women - *JAMA Intern Med*. 2019 Aug 1;179(8):1105-1112.
ハーバード大・リーらにより2019年に発表された研究。高齢女性約１万7000人を対象に、歩数、歩行強度と死亡率の関連を明らかにした。

★14　Saint-Maurice, P. F., et al., Association of Daily Step Count and Step Intensity With Mortality Among US Adults - *JAMA*. 2020 Mar 24;323(12):1151-1160.
アメリカ国立衛生研究所のサン＝モーリスらにより2020年に発表された研究。全米健康栄養調査の被験者約5000例を対象に、歩数、歩行強度と死亡率の関連を明らかにした。

★15　Lear, S. A., et al., The effect of physical activity on mortality and cardiovascular disease in 130 000 people from 17 high-income, middle-income, and low-income countries: the PURE study - *Lancet*. 2017 Dec 16;390(10113):2643-2654.

カナダの研究者のスコット・A・リアーらにより2017年に発表された研究。17カ国・13万人を対象に、運動量と健康との関連を平均で6.9年にわたり追跡して解析した。

★16 Gorzelitz, J., et al., Independent and joint associations of weightlifting and aerobic activity with all-cause, cardiovascular disease and cancer mortality in the Prostate, Lung, Colorectal and Ovarian Cancer Screening Trial - *Br J Sports Med.* 2022 Nov;56(22):1277-1283.
アメリカ国立がん研究所のゴルゼリッツらにより2022年に発表された研究。がんのスクリーニングに参加した55〜74歳の男女9万9713人を対象に、10年以上にわたり追跡して解析した。

★17 田畑泉「タバタトレーニング——エネルギー論的に最も有効なトレーニング方法」『日本音響学会誌』2020年76巻2号117-122ページ
タバタトレーニングの名前の由来である立命館大・田畑がエネルギー論の観点からタバタトレーニングを分析した2020年の講演の採録。

★18 Kodama, S., et al., Cardiorespiratory fitness as a quantitative predictor of all-cause mortality and cardiovascular events in healthy men and women: a meta-analysis - *JAMA.* 2009 May 20;301(19):2024-35.
日本の研究者の児玉らにより2009年に発表された研究。33の研究に参加した約8万〜10万人を対象に、最大酸素摂取量と死亡リスクの関連を明らかにした。

CHAPTER 3 まずはこれだけ20日間プログラム

★19 Coelho do Vale, R., et al., The benefits of behaving badly on occasion: Successful regulation by planned hedonic deviations - *Journal of Consumer Psychology.* 2016 Jan;26(1):17-28.
ポルトガルの研究者のコエーリョ・ド・ヴァレらにより2015年（初出時）に発表された研究。1週間均等に1日の摂取カロリーを制限する群と、6日間より厳しい制限をして1日その2倍摂取する群では、BMIに差はなく、モチベーションは後者で高かった。

★20 Mozaffarian, D., et al., Fish intake, contaminants, and human health: evaluating the risks and the benefits - *JAMA.* 2006 Oct 18;296(15):1885-99.
ハーバード公衆衛生大学院により2006年に発表された研究。脂肪の多い魚を食べることと心臓病の死亡リスクの関連が明らかになった。

CHAPTER 4 運動で強メンタルを手に入れる

★21 U. S. Department of Health and Human Services, *2018 Physical Activity Guidelines Advisory Committee Scientific Report.*
アメリカ保健社会福祉省による分析。活動的な者と不活動である者のうつ症状の

発生リスクを比較検討した。
★22 Paffenbarger Jr., R. S. et al., Physical activity and personal characteristics associated with depression and suicide in American college men - *Acta Psychiatr Scand Suppl.* 1994;377:16-22.
アメリカの研究者のラルフ・S・パッフェンバーガーJr.らにより1994年に発表された研究。ハーバード大学の卒業生のうち約1万人を対象に、23〜27年の追跡調査をして、歩行や階段昇降などによるエネルギー消費量、スポーツの実施時間とうつ病の発症の関連を明らかにした。
★23 Liu, X., et al., Sleep loss and daytime sleepiness in the general adult population of Japan - *Psychiatry Res.* 2000 Feb 14;93(1):1-11.
日本の産業技術総合研究所のルウらにより2000年に発表された研究。20歳以上の日本人約3000人がインタビューに回答した。
★24 Chekroud, S. R., et al., Association between physical exercise and mental health in 1·2 million individuals in the USA between 2011 and 2015: a cross-sectional study - *Lancet Psychiatry.* 2018 Sep;5(9):739-746.
イギリスの研究者のサミー・R・チェクラウドらにより2018年に発表された研究。アメリカの18 歳以上の約120万人のデータを分析し、運動した個人と運動しなかった個人のメンタルヘルスを分析した。
★25 Philippot, A., et al., Impact of Physical Exercise on Symptoms of Depression and Anxiety in Pre-adolescents: A Pilot Randomized Trial - *Front Psychol.* 2019 Aug 8;10:1820.
ベルギーの研究者のフィリッポらにより2019年に発表された研究。9〜11歳の子ども27人に5週間にわたり「週4回の高強度プログラム」または「低〜中強度プログラム」に取り組んでもらい、メンタルヘルスを分析した。
★26 White, R. L., et al., Domain-Specific Physical Activity and Mental Health: A Meta-analysis - *Am J Prev Med.* 2017 May;52(5):653-666.
オーストラリアの研究者のホワイトらにより2017年に発表された研究。余暇の身体活動や移動のための身体活動はメンタルヘルスにプラスに働くが、義務的な身体活動はマイナスに働いた。
★27 Kagawa, F., et al., Decreased physical activity with subjective pleasure is associated with avoidance behaviors - *Sci Rep.* 2022 Feb 18;12(1):2832.
広島大学精神神経医科学の香川らにより2022年に発表された研究。メンタルヘルスを維持するには、「楽しさ」を感じて運動する必要があることを示した。

CHAPTER 5 「いい体」と言われるためのルーティン

★28 坂本晶子「日本女性の加齢による体型変化」- *Anti-Aging Medicine.* 2014;10(6):910-915.
下着メーカー・ワコールの人間科学研究所により2014年に発表された研究。

1950～60年代生まれの約4万人の女性を最長30年間以上追跡、女性の体型の変化を時系列で分析した。

★29 Ohkawara, K., et al., A dose-response relation between aerobic exercise and visceral fat reduction: systematic review of clinical trials - *Int J Obes (Lond)*. 2007 Dec;31(12):1786-97.

日本の研究者の大河原らにより2007年に発表された研究。16の研究に参加した約600人を対象に、有酸素性運動と内臓脂肪の減少の関連を明らかにした。

★30 Lasevicius, T., et al., Muscle Failure Promotes Greater Muscle Hypertrophy in Low-Load but Not in High-Load Resistance Training - *J Strength Cond Res*. 2022 Feb 1;36(2):346-351.

ブラジルの研究者のラセビシオスらにより2022年に発表された研究。25人の男性を対象に、8週間のレジスタンス運動に取り組んでもらい、高強度トレーニングと低強度でオールアウトした場合を比較検討した。

★31 Ferguson, T., et al., Effectiveness of wearable activity trackers to increase physical activity and improve health: a systematic review of systematic reviews and meta-analyses - *Lancet Digit Health*. 2022 Aug;4(8):e615-e626.

オーストラリアの研究者のファーガソンらにより、2022年に発表された研究。アクティビティ・トラッカーを使用した複数の研究を分析し、アクティビティ・トラッカーの使用と健康との関連を明らかにした。

★32 柴田健雄ほか「ピアサポート型習慣化アプリを用いた糖尿病重症化予防のための生活習慣改善効果」『日本公衆衛生学会総会抄録集』2020年79巻239ページ

エーテンラボ社と神奈川県との実証実験の学会発表の採録。糖尿病患者とその予備群の人を対象にアプリ「みんチャレ」を提供、生活習慣が改善するかを検証した。

★33 Harvey, J., et al., Log Often, Lose More: Electronic Dietary Self-Monitoring for Weight Loss - *Obesity (Silver Spring)*. 2019 Mar;27(3):380-384.

アメリカ肥満学会の学会誌*Obesity*で2019年に発表された研究。レコーディングダイエットの効果を検証した。

★34 Sato, T., et al., Effects of Nintendo Ring Fit Adventure Exergame on Pain and Psychological Factors in Patients with Chronic Low Back Pain - *Games Health J*. 2021 Jun;10(3):158-164.

千葉大の佐藤らにより2021年に発表された研究。慢性腰痛患者20人を対象に、リングフィットアドベンチャーを週1回40分使用してもらうと、8週間後に腰痛が改善した。

★35 「シャワー派？　湯船派？　みんなのお風呂事情」

LINE株式会社が2020年に実施。LINEユーザーを対象にしたスマートフォンによる調査方式で、日本全国の15～59歳の男女5252人が回答した。

★36 Ukai, T. et al., Habitual tub bathing and risks of incident coronary heart disease and

stroke - *Heart*. 2020 May;106(10):732-737.
日本の研究者の鵜飼らにより2020年に発表された研究。入浴により脳卒中や心筋梗塞などの病気のリスクが下がることを明らかにした。

★37 Laukkanen, J. A., et al., Cardiovascular and Other Health Benefits of Sauna Bathing: A Review of the Evidence - *Mayo Clin Proc*. 2018 Aug;93(8):1111-1121.
フィンランドの研究者のロウカネンらにより2018年に発表された研究。サウナにも血管の拡張や血流の増加、血圧の低下の効果があることを明らかにした。

★38 Wood, A. M., et al., Risk thresholds for alcohol consumption: combined analysis of individual-participant data for 599 912 current drinkers in 83 prospective studies - *Lancet*. 2018 Apr 14;391(10129):1513-1523.
ケンブリッジ大のウッドらにより2018年に発表された研究。19カ国のデータベースから83の研究を分析し、アルコールと死亡リスクの関連を明らかにした。

★39 GBD 2016 Alcohol Collaborators, Alcohol use and burden for 195 countries and territories, 1990-2016: a systematic analysis for the Global Burden of Disease Study 2016 - *Lancet*. 2018 Sep 22;392(10152):1015-1035.
2016年の国際的な研究チームにより2018年に発表された研究。アルコール消費に関する 694のデータベースと592の研究を分析し、アルコールと死亡リスクの関連を明らかにした。

CHAPTER 6 何度でも体を戻せる食事術

★40 中野暁ほか「メディア利用時間における自己申告型調査と行動ログの乖離に関する研究――個人のスマートフォン利用時間を対象とした実証分析」『行動計量学』2017年44巻2号129-140ページ
株式会社インテージの中野らにより2017年に発表された研究。自己申告型の調査と行動ログには乖離が見られることを示した。

★41 Ainscough, K. M., et al., Nutrition, Behavior Change and Physical Activity Outcomes From the PEARS RCT-An mHealth-Supported, Lifestyle Intervention Among Pregnant Women With Overweight and Obesity - *Front Endocrinol (Lausanne)*. 2020 Feb 4;10:938.
アイルランドの研究者のエインスコフらにより2020年に発表された研究。妊娠中の肥満女性565人にアプリを介してアドバイスを行ったところ、食事の摂取量が減少した。

★42 小林春佳ほか「健康管理アプリを用いた食事アドバイス提供と行動変容についての考察」『情報処理学会全国大会講演論文集』2022年84巻3.9-3.10ページ
株式会社インテージの小林らにより2022年に発表された研究。保健師がアプリを介して食事指導を行うことで、食事の摂取量が減少した。

★43 Seidelmann, S. B., et al., Dietary Carbohydrate Intake and Mortality: a Prospective

Cohort Study and Meta-Analysis - *Lancet Public Health*. 2018 Sep;3(9):E419-E428.
ハーバード大により2018年に発表された研究。45〜64歳の約1万5000人をインタビューし、25年にわたり追跡して、炭水化物の摂取量と、死亡率や病気との関係を明らかにした。

★44 Fābry, P., et al., The Frequency of Meals Its Relation to Overweight, Hypercholesterolaemia, and Decreased Glucose-Tolerance - *Lancet*. 1964 Sep19;2(7360):614-5.
チェコスロバキアの研究者のファブリィらにより1964年に発表された研究。プラハの60〜64歳までの男性379人を対象に、食事の回数と体重、代謝の関連を明らかにした。

★45 Murakami, K., et al., Eating Frequency Is Positively Associated with Overweight and Central Obesity in U.S. Adults - *J Nutr*. 2015 Dec;145(12):2715-24.
滋賀県立大学の村上らにより2015年に発表された研究。20歳以上のアメリカ人の成人18696人を対象に、食事の回数と体重、代謝の関連を明らかにした。

朽木誠一郎（くちき　せいいちろう）
1986年生まれ。朝日新聞デジタル機動報道部記者・withnews副編集長。2014年群馬大学医学部医学科を卒業。同年オウンドメディア運営企業に入社、有限会社ノオトを経て17年にBuzzFeed Japan株式会社へ入社し医療記者としての活動を開始。19年に朝日新聞社入社。20年より朝日新聞withnewsの副編集長（新領域担当）、編集局次世代チームサブリーダーに就任。22年より現職。著書に『健康を食い物にするメディアたち』（ディスカヴァー携書）、『医療記者のダイエット』（KADOKAWA）などがある。

健康診断《けんこうしんだん》で「運動《うんどう》してますか?」と言《い》われたら最初《さいしよ》に読《よ》む本《ほん》
1日《にち》3秒《びょう》から始《はじ》める、挫折《ざせつ》しない20日間《はつかかん》プログラム

2023年5月31日　初版発行

著者／朽木《くちき》誠一郎《せいいちろう》

発行者／山下直久

発行／株式会社KADOKAWA
〒102-8177　東京都千代田区富士見2-13-3
電話　0570-002-301(ナビダイヤル)

印刷・製本／大日本印刷株式会社

装幀・本文イラスト／安賀裕子

●お問い合わせ
https://www.kadokawa.co.jp/（「お問い合わせ」へお進みください）
※内容によっては、お答えできない場合があります。
※サポートは日本国内のみとさせていただきます。
※Japanese text only

定価はカバーに表示してあります。

ISBN 978-4-04-113604-1　C0030